Heidelberger Taschenbücher Band 24

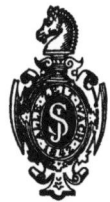

Der plötzliche Herzstillstand

Akuter Herz- und Kreislaufstillstand

Manfred Körner

Mit 18 Abbildungen

Springer-Verlag Berlin Heidelberg GmbH

ISBN 978-3-540-03870-2   ISBN 978-3-642-95003-2 (eBook)
DOI 10.1007/978-3-642-95003-2

Die Wiedergabe von Gebrauchsnamen, Handelsnamen, Warenbezeichnungen usw. in diesem Werk berechtigt auch ohne besondere Kennzeichnung nicht zu der Annahme, daß solche Namen im Sinne der Warenzeichen- und Markenschutz-Gesetzgebung als frei zu betrachten wären und daher von jedermann benutzt werden dürften

Alle Rechte, insbesondere das der Übersetzung in fremde Sprachen, vorbehalten. Ohne ausdrückliche Genehmigung des Verlages ist es auch nicht gestattet, dieses Buch oder Teile daraus auf photomechanischem Wege (Photokopie, Mikrokopie) oder auf andere Art zu vervielfältigen.

© by Springer-Verlag Berlin Heidelberg 1967

Ursprünglich erschienen bei Springer-Verlag Berlin Heidelberg New York 1967

Library of Congress Catalog Card Number 67-17949

Titel-Nr. 7554

*Meinen lieben Eltern
in Dankbarkeit gewidmet*

Vorwort

Während der Ausbildung von Assistenzärzten in der Herzwiederbelebung ergab sich immer wieder der Wunsch nach einer schriftlichen Anleitung, die erstens das Erlernen des notwendigen Wissens erleichtern soll, die zweitens dem Arzt von Zeit zu Zeit die Auffrischung dieses Wissens ermöglicht und die drittens im Notfall eine rasche Orientierung gestattet.

Ein Teil des Stoffes soll also im Gedächtnis haften bleiben, um im Falle eines Herzstillstandes sofort verfügbar zu sein. Dieser wichtigste Teil der Arbeit wird daher möglichst einprägsam geboten und an passenden Stellen wiederholt. Die dazwischen liegenden Abschnitte sollen diesen (Lern-)Stoff erläutern und interessanter machen. In einigen weiteren Kapiteln wird die Arbeit soweit ergänzt, daß ein Überblick über das Gesamtgebiet „Herzstillstand" entsteht, ohne daß eine Vollständigkeit angestrebt wird.

Dem Zweck des Heftes entsprechend wird in einem Anhang versucht, den Leser zur Überprüfung seines Wissens anzuregen. Dieses Lehrprogramm, das nur den Stoff berücksichtigt, der beim Herzstillstand sofort parat sein muß, wurde zunächst in mehreren Techniken des „programmierten Unterrichtes" ausgearbeitet und durch meine Mitarbeiter überprüft. Die vorliegende Form fand dabei den meisten Anklang und hatte die geringste Fehlerquote.

Zu danken habe ich in erster Linie meinem verehrten Lehrer in der Anaesthesiologie, Herrn Professor Dr. M. ZINDLER, Düsseldorf, für seine Anregungen bei der Durchsicht des Manuskriptes, ohne daß ich ihn für die Richtigkeit meiner Darstellung in Anspruch nehmen möchte. Herrn Prof. Dr. R. FREY, Mainz, danke ich für wertvolle Hinweise und für die Empfehlung der Veröffentlichung. Dank gebührt den Ärzten meiner Anaesthesieabteilung, den Drs. ÖGE, ERENGÜL, KELLERSMANN und PARISI, für ihre Mithilfe bei der Prüfung des Lehrprogrammes. Dem Springer-Verlag danke ich besonders für die gute Zusammenarbeit bei der Entstehung des Buches und für die freundliche Berücksichtigung meiner Wünsche.

Möge das Heft dazu beitragen, daß immer häufiger Kranke mit Herzstillstand erfolgreich wiederbelebt werden!

Krefeld, im Januar 1967   MANFRED KÖRNER

Inhaltsverzeichnis

	Einleitung	1
1.	Der Begriff	2
2.	Die Diagnose	7
2.1.	Pulsdiagnostik	8
2.2.	Weitere, sofort auftretende Zeichen der Kreislaufunterbrechung	10
2.3.	Cerebrale Symptome der Kreislaufunterbrechung	13
2.4.	Bedeutung der Symptome für den weiteren Verlauf	14
2.5.	Diagnose am offenen Thorax	14
2.6.	Diagnose außerhalb des Operationssaales	15
2.7.	Feststellung des Zeitpunktes von Herzstillstand und Behandlungsbeginn	15
2.8.	Differentialdiagnose	16
2.9.	Die venöse Luftembolie	16
3. und 4.	Die Behandlung des „plötzlichen Herzstillstandes"	17
3.	Die Sofortbehandlung	17
3.1.	Die Reizung der Thoraxwand	18
3.2.	Lagerung zur Herzwiederbelebung	18
3.3.—3.6.	Die Herzmassage	19
3.3.	Allgemeines zur Herzmassage	20
3.4.	Die äußere (indirekte) Herzmassage (Technik, Fehler, Komplikationen, praktische Übungen)	22
3.5.	Die innere (direkte) Herzmassage (Indikationen, Technik, Komplikationen, praktische Übungen)	29
3.6.	Zur Wirksamkeit der Herzmassage	37
3.7.	Die Beatmung („freier Atemweg", Ventilation, Intubation, Mund-zu-Mund-Beatmung, Mund-zu-Nase-Beatmung, praktische Übungen)	39
3.8.	Zusammenwirken bei äußerer Herzmassage und Beatmung	46
4.	Die Wiederbelebung des Herzschlages	47
4.1.1.	Die metabolische Acidose beim Herzstillstand	49
4.1.2.	Adrenalin	50
4.1.3.	Isoproterenol	51
4.1.4.	Noradrenalin	51
4.1.5.	Calcium	52
4.1.6.	Digitalis	52
4.1.7.	Procain (Novocain) und Procainamid	52
4.1.8.	Kalium	53
4.1.9.	Der elektrische Strom in der Herzwiederbelebung	53
4.2.	Vorbemerkungen zur Praxis der Wiederbelebung des Herzschlages	56

4.3.	Praktisches Vorgehen bei der Asystolie	57
4.4. und 4.5.	Behandlung des Kammerflimmerns	59
4.4.	Praktisches Vorgehen beim Kammerflimmern am offenen Thorax	59
4.5.	Praktisches Vorgehen beim Kammerflimmern am geschlossenen Thorax	61
4.6.	Praktisches Vorgehen beim Herzstillstand am geschlossenen Thorax, wenn unklar ist, ob Asystolie oder Kammerflimmern vorliegt	63
4.7.	Die pharmakologische Defibrillation (Kalium, Procainamid)	64
4.8.	Die intrakardiale Injektionstechnik beim Herzstillstand	64
4.9.	Übungen zur Wiederbelebung des Herzschlages	66
5.	Hinweise zur Weiterbehandlung des Kranken mit wiederbelebtem Herzen	66
6.	Die Herzwiederbelebung ist erfolglos	70
7.	Herzwiederbelebung bei Kindern, Säuglingen und Neugeborenen	71
8.	Die Prognose	72
9.	Planung der Erkennung und Behandlung von Herzstillständen (durch das Krankenhaus, durch den Arzt, Wiederbelebung durch nichtärztliches Personal)	74
10.	Ursachen des „plötzlichen Herzstillstandes"	76
10.1.	Narkotica	79
10.2.	Vagus (reflektorische Herzhemmung)	80
10.3.	Die Hypoxie	82
10.4.	Hyperkapnie (Hypercarbie)	84
10.5.	Hypovolämie (Schock)	85
10.6.	Die Katecholamine	86
10.7.	Kalium	87
10.8.	Verschiedene Ursachen	89
10.9.	Zusammenfassung	89
11.	Prophylaxe	90
12.	Literatur	94
13.	Sachverzeichnis	98
14.	Anhang: Kurzes Lehrprogramm über Begriff, Diagnose und Sofortbehandlung des „plötzlichen Herzstillstandes"	103
15.	Zusammenfassung für den Notfall	111

Motto

Die **drei** *Minuten, die zwischen einem Herzstillstand und den nachfolgenden Hirnschäden verbleiben, sind eine erstaunlich kurze Zeit,*

wenn man erst   lange überlegen muß, was los sein könnte,
wenn man erst   nachlesen muß, was zu tun ist.

Dieselben **drei** *Minuten reichen aber durchaus, um einem Menschen das Leben zu retten, der sonst mit Sicherheit verloren wäre,*

wenn man   sofort an einen Herzstillstand denkt,
wenn man   weiß, wie die Diagnose in wenigen Sekunden gestellt wird,
wenn man   die Sofortbehandlung so beherrscht, daß man sie ohne Zögern anwenden kann.

Einleitung

Das Ereignis eines „plötzlichen Herzstillstandes" ist nicht deshalb so alarmierend, weil Erkennung und Behandlung besonders schwierig wären. Im Gegenteil, beides ist einfach und erfordert notfalls keinerlei Hilfsmittel. Das Besondere und beinahe Einmalige an diesem Ereignis ist der *Zeitfaktor*. Die Kreislaufunterbrechung durch Herzstillstand führt — abgesehen von bestimmten Ausnahmen wie Unterkühlung — unausweichlich zu irreparablen Hirnschäden, wenn das Herz nicht innerhalb von 3—4 min wieder zu schlagen beginnt oder wenn nicht auf andere Weise noch rechtzeitig arterialisiertes Blut zum Gehirn gebracht wird. Darüber hinaus gilt, daß die Prognose um so besser ist, je eher das Herz wiederbelebt wird. Nach 2 min Kreislaufunterbrechung werden die Aussichten auf völlige Wiederherstellung bereits erheblich schlechter. Alle Maßnahmen zur Erkennung und Behandlung des Herzstillstandes müssen auf diesen Zeitfaktor Rücksicht nehmen.

Eine weitere Besonderheit ist die relative Seltenheit des „plötzlichen Herzstillstandes". Der einzelne Arzt hat im allgemeinen nur selten Gelegenheit, ein solches Ereignis zu erleben. Steht er dann aber einmal unerwartet allein vor einem Patienten mit Herzstillstand, so muß er innerhalb weniger Minuten das Richtige tun, oder der Kranke ist verloren.

Jeder Arzt sollte sich daher rechtzeitig einen Plan machen und überlegen, was er zu tun hat, wenn er bei einem „plötzlichen Herzstillstand" eingreifen muß. Dazu gehört auch eine ständige Übung in den Wiederbelebungsmethoden. Auch das Krankenhaus braucht einen Plan, der es ermöglicht, daß jeder Patient mit Herzstillstand rechtzeitig erkannt und behandelt wird.

Die Grundlage für solche Pläne will dieses Heft geben. In den letzten Jahren sind durch die Einführung der Atemspende, durch die äußere Herzmassage und durch die Anwendung des elektrischen Stromstoßes am geschlossenen Thorax wichtige Ergänzungen in der Methodik der Herzwiederbelebung gemacht worden. Dadurch ist es heute möglich, öfter als früher Patienten mit Herzstillstand erfolgreich zu behandeln, denn man braucht nicht mehr in jedem Falle den Thorax operativ zu eröffnen.

1. Der Begriff

> **1.1.** „Akuter Herz- und Kreislaufstillstand" heißt das plötzliche und unvorhergesehene Versagen des Herzens. Die Blutzirkulation wird abrupt unterbrochen. Es ist kein Puls mehr nachweisbar, und das Gehirn erhält kein Blut mehr.

1.2. Die gefährlichste Folge des akuten Herzstillstandes ist also die plötzliche Unterbrechung des Kreislaufes im Gehirn, das bereits nach wenigen Sekunden Funktionsstörungen zeigt. Die Ursache dieser Kreislaufunterbrechung liegt im *Herzen* und muß vom Herzen her behoben werden.

Ist die Blutzirkulation länger als 3—4 min unterbrochen, so werden bereits irreparable Hirnschäden beobachtet. So rasch wie möglich muß daher wieder *arterialisiertes* Blut in die Hirngefäße gebracht werden.

Das erreicht die *Herzmassage* zusammen mit der *Beatmung* der Lungen.

Entscheidend ist die Blutversorgung des Gehirns. Es genügt also nicht, den Herzstillstand irgendwie zu beenden, sondern die Funktion des Herzens muß soweit wieder hergestellt sein, daß zunächst das Gehirn und dann auch die übrigen Organe genügend Blut erhalten.

Noch nach wesentlich längeren Zeitspannen als 3—4 min ist völlige Erholung nach Herzstillstand beobachtet worden. Bei einem im Eiswasser ertrunkenen Kind, das erfolgreich wiederbelebt werden konnte, betrug die Zeit bis zum Einsetzen der Wiederbelebungsbehandlung 21 min (KRÜGER-PODELLESCH).

Das liegt einmal daran, daß dieser Zeitraum als biologische Größe eine gewisse Variabilität besitzt. Das Alter spielt eine Rolle. Das Gehirn eines Neugeborenen verträgt einen wesentlich längeren Sauerstoffmangel ohne erkennbare Schäden als das eines Erwachsenen. Andererseits ist die Wiederbelebungszeit des Gehirns verkürzt, wenn bereits vor dem Herzstillstand eine *akute Hypoxie* bestand, wie z. B. bei Obstruktion der Atemwege in Narkose. Bei *chronischer* Hypoxie dagegen kann eine gewisse Gewöhnung des Gehirns an den Sauerstoffmangel eintreten. Ist der Kranke unterkühlt (Ertrinken in eiskaltem Wasser, künstliche Hypothermie bei Herzoperationen), so kann das Gehirn ebenfalls einen längeren Sauerstoffmangel tolerieren. Atmet der Patient noch einige Sekunden nach dem Herzstillstand, so ist die Wiederbelebungszeit länger, als wenn die Atmung mit oder gar vor dem Herzstillstand sistiert. Der Grund hierfür ist wahrscheinlich eine geringgradige Blutzirkulation durch die Atembewegungen: In Tierversuchen (HIRSCH) war die Wiederbelebungszeit bei gleichzeitigem Herz- und Atemstillstand nur halb so lang wie bei fortgesetzter Atmung.

Eine weitere Erklärung für längere Wiederbelebungszeiten nach Kreislaufunterbrechung geben OPITZ u. SCHNEIDER. Sie fanden, daß das Gehirn eine Unterbrechung der Blutzirkulation bis zu 10 min ohne Dauerschäden toleriert, wenn der Kreislauf in dieser Zeitspanne in *ausreichendem Umfang* wieder in Gang kommt. Wird die Kreislaufunterbrechung durch Wiedereinsetzen der Herzaktion beendet, dann muß das Herz so rasch wieder ein ausreichendes Volumen fördern, daß die Kreislaufunterbrechung im Gehirn höchstens 10 min dauert. Zu dieser Leistung ist das Herz aber nur in der Lage, wenn sein eigener Coronarkreislauf nicht länger als 3—4 min unterbrochen war. Dauerte der Herzstillstand länger, dann ist das Herz selbst durch Hypoxie und Azidose bereits geschädigt und braucht längere Zeit, um sich soweit zu erholen, daß es eine ausreichende Förderleistung aufbringt. Das Gehirn wird also Dauerschäden davontragen, obgleich das Herz in der Zeitspanne wieder schlägt, in der das Gehirn bei ausreichender Blutzirkulation noch gerettet werden könnte.

Diese Zusammenhänge zeigen besonders deutlich, daß die entscheidende Ursache für die Hirnschäden nach Kreislaufunterbrechung im Herzen liegt. Weiterhin machen sie klar, daß das

Gehirn auch noch nach längerer Zeit als 3—4 min Kreislaufunterbrechung ohne bleibende Schäden davonkommen kann, wenn nämlich innerhalb der wesentlich längeren Wiederbelebungszeit eine ausreichende Blutzirkulation erzielt werden kann, etwa durch Herzmassage oder durch künstliche Perfusion.

Es gibt also Patienten, bei denen noch nach längerer Zeit eine Herzwiederbelebung ohne Dauerschäden des Gehirns gelingt. Man wird die Wiederbelebung auch dann noch versuchen, wenn der Herzstillstand länger als 3—4 min dauerte. Andererseits kann nicht eindringlich genug betont werden, daß die Aussichten auf eine erfolgreiche Wiederbelebung umso günstiger sind, je eher Herzmassage und Beatmung einsetzen. Nach mehr als 2 min Kreislaufstillstand nimmt der Prozentsatz der Dauererfolge erschreckend ab.

1.3. Bei der *Asystolie*, dem eigentlichen Herzstillstand, zeigt das Herz keine Aktion mehr. Es wirft kein Blut mehr aus, das Herzzeitvolumen ist Null.

Die Herzmuskulatur besteht aus zwei funktionell verschiedenen Teilen:
1. Aus dem gewöhnlichen Myokard, das die mechanische Arbeit leistet, aber selbst keine Erregungen bildet.
2. Aus einem spezifischen Muskelgewebe, von dem jede einzelne Faser befähigt ist, Erregungen zu bilden, die dann vom Arbeitsmyokard mit Kontraktionen beantwortet werden. Zu dem spezifischen Muskelgewebe gehört das Reizleitungssystem (oder Erregungsleitungssystem), das aus Muskelfasern mit besonderen histologischen Eigenschaften besteht. Es haben aber wohl auch noch andere Muskelfasern die Fähigkeit zur Erregungsbildung, die sich histologisch nicht vom gewöhnlichen Myokard unterscheiden lassen.

Bei der *Asystolie* bildet das spezifische Gewebe der Herzmuskulatur keine Erregung mehr, die von einer Kontraktion beantwortet wird.

Man kann zwei Formen unterscheiden: Die Asystolie des ganzen Herzens einschließlich der Vorhöfe und die Asystolie der Kammern bei weiterschlagenden Vorhöfen, wie sie beim Herzversagen nach vorher bestehendem Block beobachtet werden kann.

1.4. Auch beim *Kammerflimmern* fördert das Herz praktisch kein Blut mehr. Auch hier ist das Herzzeitvolumen so gut wie Null. Es ist zwar noch eine Herzaktion vorhanden, aber sie ist ungeordnet. Genau wie bei der Asystolie ist kein Puls mehr tastbar, und das Gehirn erhält kein frisches Blut mehr.

SCHNEIDER weist darauf hin, daß beim Kammerflimmern doch noch ein gewisser Blutauswurf aus dem Herzen vorhanden sein kann. Daher könne die Wiederbelebungszeit des Gehirns verlängert sein. Solange Kammerflimmern nachweisbar ist, wird man daher die Wiederbelebungsversuche nicht aufgeben.

Beim Kammerflimmern sind die Kontraktionen der Herzmuskelfasern unkoordiniert, d. h. benachbarte Fasergruppen arbeiten nicht „in Phase" sondern zeitlich gegeneinander verschoben (TRAUTWEIN). Zahlreiche Ursachen können Kammerflimmern auslösen: Coronarverschluß, Hypoxie, Hyperkapnie, mechanische Reize, elektrischer Stromstoß, Pharmaka, Unterkühlung usw. Bei der Auslösung des Kammerflimmerns nimmt man heute in erster Linie die Entstehung ektopischer Foci (irreguläre Reizbildungszentren) an.

1.5.

Asystolie und *Kammerflimmern* gehören beide zum Begriff „akuter Herz- und Kreislaufstillstand", weil das Herz kein Blut mehr auswirft und weil damit die Zirkulation aufhört.

Obwohl Asystolie und Kammerflimmern zwei extreme, einander entgegengesetzte Zustände der Herzkammermuskulatur darstellen, können sie mit oder ohne Behandlung ineinander übergehen.

1.6. Eine dritte Form der plötzlichen Kreislaufunterbrechung wird manchmal gesondert beschrieben, die zu schwache Herzaktion: „weak action" der angelsächsischen Literatur. Es kommt vor, daß das Herz zwar noch geordnet schlägt, daß aber die Pumpwirkung zu schwach ist, um noch genügend Blut zu fördern. Wie bei Asystolie und Kammerflimmern ist kein peripherer Puls mehr nachweisbar, und das Gehirn bekommt zu wenig Blut. Diagnostik und Sofortbehandlung sind daher bei allen Formen des plötzlichen Herzstillstandes dieselben.

1.7. In dieser Arbeit beschäftigen wir uns mit dem plötzlichen, unvorhergesehenen Herzstillstand, wie er typisch als Narkose- oder Operationszwischenfall im Krankenhaus auftritt, wie er aber auch jedem Arzt außerhalb des Krankenhauses begegnen kann. Beschrieben sind Herzstillstände bei allen für den Patienten aufregenden oder schmerzhaften Manipulationen vom Herunterdrücken der Zunge bei der Racheninspektion des Kindes über alle Arten von Injektionen und Punktionen bis zum Blasenkatheterismus beim Prostatiker.

Nach einer Definition von SAFAR ist der Herzstillstand, mit dem wir es hier zu tun haben, „das klinische Bild des Kreislaufstillstandes bei einem Patienten, bei dem man den Tod zu diesem Zeitpunkt nicht erwarten mußte".

Nicht eingegangen wird auf solche Herzstillstände, die aus dem Krankheitsverlauf heraus zu erwarten sind, wenn also das Herz allmählich schwächer wird und terminal versagt, etwa bei einer nicht mehr behandelbaren Krankheit. Ebenfalls nicht beschrieben werden die Herzstillstände der Inneren Klinik, die als Folge einer Erkrankung des Herzens oder der Gefäße auftreten. Vom Morgagni-Adams-Stokesschen Symptomenkomplex werden unten (1.9.) lediglich die zentral-nervösen Reaktionen geschildert, da sie hierbei häufig beobachtet werden können, während diese Zeichen beim Herzstillstand als Narkosezwischenfall zum großen Teil nicht erkannt werden können.

1.8. In der folgenden Darstellung wird anstatt „akuter Herz- und Kreislaufstillstand" abkürzend meist „plötzlicher Herzstillstand" geschrieben.

1.9. *Morgagni-Adams-Stokesscher Symptomenkomplex.*

In der Inneren Medizin ist unter dieser Bezeichnung ein temporärer Herzstillstand bekannt, der als das klassische Bild der zentralen Reaktionen bei plötzlicher Kreislaufunterbrechung gilt. Wir folgen einer Darstellung von BERNSMEIER:

„Nach 8—10 sec Asystolie wird der Kranke blaß, das Bewußtsein schwindet. Nach 15—20 sec tritt Cyanose auf, und es kommt zu einem cerebralen Anfall, oft mit Zungenbiß und Inkontinenz, gelegentlich mit Aura und Initialschrei. Nach weiteren 20 sec erlöschen die EEG-Potentiale, die Atmung sistiert. Kommt der Herzschlag innerhalb von 3—4 min wieder in Gang, so erfolgt meist zunächst wieder ein kurzer Krampfanfall, und die Symptome verschwinden in umgekehrter Reihenfolge bis zum Erwachen. Es besteht retrograde Amnesie."

In der Narkose, in der wir die meisten Herzstillstände zu sehen bekommen, fehlen natürlich einige dieser Symptome.

2. Die Diagnose

Die Diagnose des „plötzlichen Herzstillstandes" ist einfach, wenn man überhaupt an eine solche Möglichkeit denkt. Die einzige Schwierigkeit liegt darin, daß die Diagnose in wenigen Sekunden gestellt sein muß, damit sie dem Kranken noch etwas nützen kann.

2.0. Beim akuten Herzstillstand wirft das Herz plötzlich kein Blut mehr in die Arterien aus. Das gilt gleichermaßen für Asystolie wie für Kammerflimmern. Das wichtigste diagnostische Zeichen ist daher das abrupte Aufhören der Blutzirkulation in den Arterien.

2.1. Pulsdiagnostik

> Beim Herzstillstand ist kein Puls mehr tastbar.
> Ist der Patient sicher pulslos, so ist die Diagnose „plötzlicher Herzstillstand" ohne Zögern zu stellen. Sofort sind Herzmassage und Beatmung einzuleiten.

2.1.1. Die Feststellung, ob ein Patient wirklich pulslos ist, ist auf Anhieb nicht immer ganz einfach.

Die wichtigsten Fehlerquellen:

1. Die Arterien liegen an typischer Stelle. Der Puls ist jedoch schlecht zu tasten, weil er entweder sehr schwach ist oder aber weil die darüberliegenden Weichteile sehr dick sind. Letzteres findet man manchmal bei kurzem, dickem Hals an der A. carotis.
2. Die Arterien haben einen atypischen Verlauf. Das findet man nicht selten an der A. radialis und an der A. cubitalis.
3. Der Untersucher hält seinen eigenen Puls für den des Patienten.

2.1.2. *Die wichtigsten Pulsstellen* zur Diagnose des Herzstillstandes.

1. *A. carotis.* Man tastet das Gefäß, wenn man zwischen Schildknorpel und Kopfnicker gegen die Halswirbelsäule hin palpiert. Die Arterie ist hier immer zu finden, bei kurzem, dickem Hals allerdings nicht immer ganz leicht zu tasten.
2. *A. radialis.* Man tastet das Gefäß dicht proximal der queren Handgelenksbeugefalten zwischen Radius und Sehne des M. flexor carpi radialis. Anomalien im Verlauf sind nicht selten. Bei der häufigsten tastet man die Arterie auf der Daumenseite des Radius, um den sie sich herumschlingt. Oft verläuft die

A. radialis dann am anderen Arm typisch. Manchmal ist die A. ulnaris deutlicher tastbar und die A. radialis nur schwach.

Fehlt der Puls auf einer Seite, so wird sofort die andere Seite geprüft. Diese vier Pulsstellen der A. carotis und der A. radialis beiderseits sollten zur Diagnostik des „plötzlichen Herzstillstandes" ausreichen.

> Beim geringsten Verdacht auf „plötzlichen Herzstillstand" tastet man sofort nach der A. carotis. Ist sie nicht fühlbar, so kontrolliert man die andere Halsseite und die A. radialis an beiden Unterarmen. Ist nirgends ein Puls zu fühlen, so leitet man ohne Zögern die Behandlung ein.

Natürlich kann man sich in der Eile und Aufregung einmal täuschen. Früher mußte die Diagnose absolut sicher sein, bevor man sich zur Behandlung entschloß. Denn die Behandlung bedeutete Thorakotomie. Heute kann die Blutzirkulation ohne sofortige Thoraxeröffnung durch die äußere Herzmassage aufrechterhalten werden. Man kann daher diese Behandlung auch einmal auf den dringenden Verdacht hin einleiten. In wenigen Augenblicken entscheidet sich dann die Diagnose bei den weiteren Pulskontrollen.

Weitere Pulsstellen in Zweifelsfällen:
3. *A. brachialis* an der Innenseite des Oberarmes im Sulcus des M. biceps.
4. *A. cubitalis.* Man tastet das Gefäß ulnar der Bicepssehne in der Beugefalte des Ellbogengelenkes unter dem Lacertus fibrosus.
5. *A. femoralis.* In der Leistenbeuge dicht unterhalb des Leistenbandes und lateral der Schenkelbruchpforte tastet man das Gefäß, das bei dicken Weichteilen manchmal schwer zu finden ist.
6. Ist die Bauchhöhle eröffnet, so schließen pulsierende Arterien wie *Aorta abdominalis* oder die *Mesenterialarterien* natürlich einen Herzstillstand aus, desgleichen die *Palpation* des schlagenden *Herzens* durch das Zwerchfell hindurch.

Spritzende *Arterien* gibt es beim Herzstillstand nicht. *Venen* können dagegen auch beim Herzstillstand noch bluten (auslaufen)!

Daß der Untersucher seinen *eigenen Puls,* den er in der Erregung in der Fingerspitze fühlt, für den Puls des Patienten hält, kommt vor. Man kann sich vor diesem Fehler schützen, wenn man mit der anderen Hand den eigenen Radialispuls nimmt und dessen Frequenz mit dem Puls vergleicht, den man in den Fingerspitzen fühlt.

Die Pulsdiagnostik wird hier so ausführlich behandelt, weil sie am schnellsten und am sichersten die Diagnose „plötzlicher Herzstillstand" ermöglicht. Weitere Zeichen brauchen im allgemeinen nicht abgewartet zu werden.

Allerdings muß man die Pulsdiagnostik beherrschen. Dazu können nur systematische Übungen verhelfen, die jeder Arzt ohne Mühe durchführen kann.

> **2.1.3.** Es ist viel einfacher, einen schlagenden Puls zu tasten, als festzustellen: An dieser typischen Pulsstelle ist mit Sicherheit *kein Puls* vorhanden.

2.1.4. *Übungen zur Pulsdiagnostik*
1. Tasten und Zählen des Pulses an A. carotis, A. radialis, A. cubitalis, A. brachialis, A. femoralis beiderseits.
2. Tasten des Pulses der A. radialis in typischer Weise mit drei Fingern: Unterdrücken des Pulses durch den proximalen Finger und langsames Wiederfreigeben.
3. Tasten schwacher Pulse: A. ulnaris, A. facialis, A. temporalis superficialis; A. tibialis post. und A. dorsalis pedis bei Durchblutungsstörungen am Fuß.

Diese Übungen sind so lange durchzuführen, bis man auch bei Tachykardien, Arrhythmien und bei Säuglingen wirklich sicher geworden ist. Man sollte so lange üben, bis man einige Patienten mit Anomalien des Verlaufes der A. radialis gefunden hat.

2.2. Weitere, sofort auftretende Zeichen der Kreislaufunterbrechung

2.2.1. *Aussetzen der Herztöne*
Waren die Herztöne vor dem Herzstillstand gut hörbar, z. B. durch ein präcordial befestigtes Stethoskop bei Kindern oder durch

ein Oesophagusstethoskop, so ist das Verstummen dieser Herztöne oft das erste Zeichen des Herzstillstandes, falls sich das Stethoskop nicht verschoben hat.

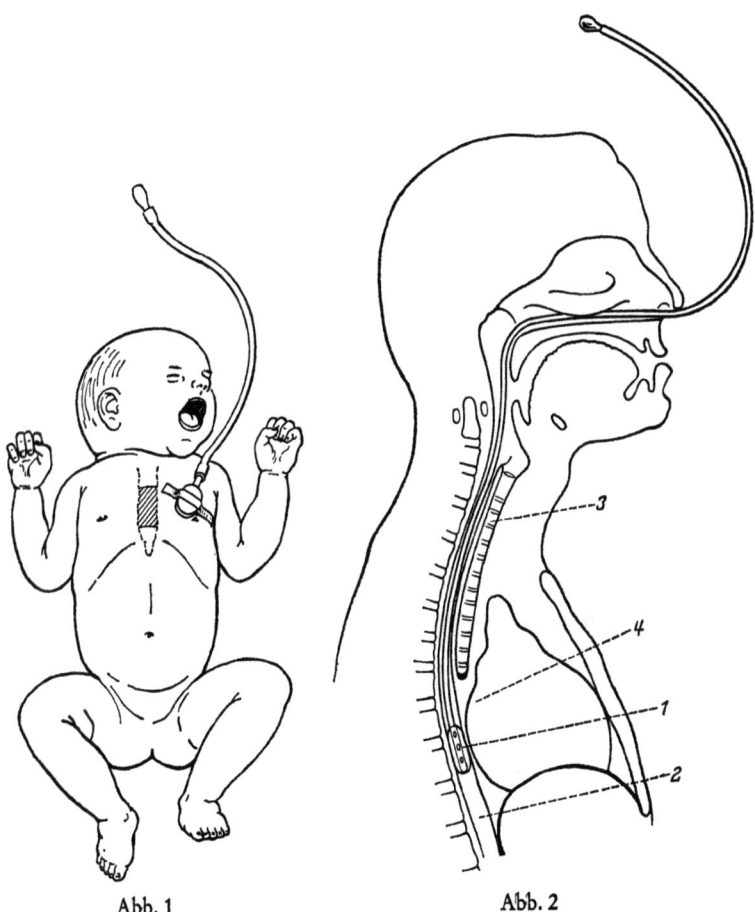

Abb. 1.   Abb. 2.

Abb. 1. Praecordial fixiertes Stethoskop beim jungen Säugling. (Schraffiert der Ort zur äußeren Herzmassage im *mittleren* Drittel des Sternum)

Abb. 2. Oesophagus-Stethoskop in situ. 1. Lage des Oesophagusstethoskopes unmittelbar hinter dem linken Vorhof; 2. Oesophagus; 3. Trachea; 4. Atrium sinistrum. (Unter Benutzung von Abbildungen aus CORNING, H. K.: „Lehrbuch der topographischen Anatomie", 24. Auflage, München: J. S. Bergmann 1949; und KNOCHE, E., H. RINK: „Die Mediastinoskopie". Stuttgart: Schattauer 1964)

Sonst ist aber das Suchen nach Herztönen durch Auskultation ein meist unnötiger Zeitverlust. Der Puls bringt schneller die Diagnose.

2.2.2. Erblassen der Haut

Die Hautfarbe des Patienten mit Herzstillstand wird als „blasse Cyanose" bzw. als „Grauverfärbung" beschrieben. Hat man einen Patienten unter laufender Beobachtung, z. B. in der Narkose, so kann die plötzliche Verfärbung der Haut sehr eindrucksvoll sein und wird uns veranlassen, sofort nach dem Puls zu fühlen.

Hat man aber den Patienten vorher nicht gesehen, so wird dieses Zeichen sehr unsicher, denn das Erblassen wird bei einem Plethoriker ganz anders aussehen als bei einem Patienten mit Anämie oder Ikterus.

2.2.3. Der arterielle Blutdruck ist nicht mehr meßbar

Das ist bei fehlendem Puls selbstverständlich. Die Pulsdiagnostik geht rascher. Ist jedoch ein Blutdrucküberwachungsgerät angeschlossen, so kann das plötzliche Ausbleiben der Blutdruckschwankungen ein Hinweis sein, nach dem Puls zu tasten.

2.2.4. Der Pulsmonitor zeigt nicht mehr an

Auch das ist lediglich ein Hinweis, der durch die manuelle Pulskontrolle überprüft werden muß.

2.2.5. Das EKG wird stumm

So wichtig das EKG für die Differentialdiagnose zwischen Asystolie und Kammerflimmern bei geschlossenem Thorax ist, die aber für die Sofortbehandlung des „plötzlichen Herzstillstandes" wenig Bedeutung hat, so gut kann man darauf bei der Diagnose „Akuter Herz- und Kreislaufstillstand" verzichten.

Das EKG kann trotz Asystolie weiter registriert werden, da die Überlebenszeit der elektrischen Funktion des Herzens bedeutend länger ist als die der mechanischen (ISSELHARD). Die elektrischen Erscheinungen der Erregung treten weiter auf, werden aber vom Herzmuskel nicht mehr mit Kontraktionen beantwortet: elektromechanische Entkoppelung.

> Beim Verdacht auf „plötzlichen Herzstillstand" gibt es keine einfachere, raschere und sichere Methode als die Palpation des Pulses.

2.3. Cerebrale Symptome der Kreislaufunterbrechung

Die bisher beschriebenen Zeichen treten im Zusammenhang mit der Kreislaufunterbrechung, also unmittelbar nach dem Herzstillstand auf.

Weiter gibt es Zeichen von *Folgeerscheinungen des Herzstillstandes*, die erst einige Zeit nach der Unterbrechung der Zirkulation auftreten. Am frühesten zeigen sich diese Folgen am Gehirn (vgl. 1.9.). Sie stellen bereits Hirnschäden dar. Diese Zeichen sollen möglichst nicht abgewartet werden. Die Diagnose soll aus dem Puls gestellt werden, und die Behandlung soll einsetzen, bevor cerebrale Schädigungen auftreten, wenn das möglich ist.

2.3.1. *Bewußtlosigkeit*

Wenige Sekunden nach dem Aufhören der Zirkulation wird der Patient bewußtlos. Diese Hirnfunktion erlischt offenbar zuerst. Die verschiedenen Autoren geben 6 bis 12 sec bis zum Auftreten der Bewußtlosigkeit an.

2.3.2. *Atemstillstand*

Wenig später kommt es zur zentralen Atemlähmung. Manchmal gehen dem Atemstillstand einige seufzer- oder krampfartige Atemzüge voraus (Schnappatmung).

Bei der Asystolie beträgt die Zeitspanne bis zum Atemstillstand 40—60 sec, beim Kammerflimmern wegen des evtl. noch etwas andauernden Restkreislaufes bis zu 2 min.

2.3.3. Krämpfe

Bei Patienten, die vor dem Herzstillstand nicht in Narkose waren, können nach 20—45 sec generalisierte Krämpfe auftreten.

2.3.4. Pupillen

Gewöhnlich werden die Pupillen innerhalb der ersten zwei Minuten nach dem Herzstillstand weit und reaktionslos. Die Conjunctiva wird trocken, die Bulbi sind weich.
Bekanntlich gibt es *Fehlerquellen:*
engbleibende Pupillen nach hohen Morphin-Dosen;
weite reaktionslose Pupillen nach Atropin (besonders nach lokaler Anwendung);
hartbleibende Bulbi beim Glaukom.

2.3.5. Elektrencephalogramm

20—30 sec nach dem Herzstillstand ist keine elektrische Spontanaktivität von der Hirnrinde mehr abzuleiten (ISSELHARD).

2.4. Bedeutung der Symptome für den weiteren Verlauf

Natürlich sind die meisten dieser cerebralen Symptome in Narkose mit künstlicher Beatmung nicht zu erkennen. Aber abgesehen von ihrer mehr oder weniger großen Bedeutung für die Diagnose des Herzstillstandes sind sie alle bedeutsam bei der Beurteilung des Erfolges der Behandlung und bei der Überwachung des Patienten nach Wiederherstellung der Herztätigkeit.

2.5. Diagnose am offenen Thorax

Am offenen Thorax wird die Diagnose „plötzlicher Herzstillstand" durch Palpation und Inspektion des Herzens gestellt.
Auch hier bedeutet Kammerflimmern natürlich Herzstillstand. Feinschlägiges Kammerflimmern braucht durch das geschlossene Perikard hindurch nicht erkennbar zu sein. Grobes Kammerflim-

mern ist manchmal von einer ausgeprägten Tachy-Arrhythmie nur schwer zu unterscheiden (STEPHENSON). Entscheidend ist auch hier der periphere Puls. Wenn ein EKG angeschlossen ist, lassen regelrechte Kammerkomplexe die Diagnose „Kammerflimmern" ausschließen.

Nur wenn das Herz offensichtlich regelrecht schlägt, kann man auch bei fehlendem Puls die Diagnose Herzstillstand ablehnen. Die Ursachen der Pulslosigkeit müssen aber sofort festgestellt werden (Hypotonie? Pulsanomalie?).

2.6. Diagnose außerhalb des Operationssaales

Bei Herzstillständen außerhalb des Operationssaales gilt dieselbe Diagnostik, wie sie oben für den geschlossenen Thorax geschildert wurde. Die wichtigste Aufgabe ist hier das *rechtzeitige Auffinden* des Patienten, der einen Herzstillstand erlitten hat.

Die Voraussetzungen dieser rechtzeitigen Erkennung des Patienten mit Herzstillstand sind auf den einzelnen Krankenhausabteilungen ganz verschieden. Wichtig ist ein Plan für den „Herzalarm", der immer wieder überprüft und den veränderten Gegebenheiten angepaßt wird (vgl. Ziff. 9.2.).

2.7. Feststellung des Zeitpunktes von Herzstillstand und Behandlungsbeginn

> Bei der Diagnose „plötzlicher Herzstillstand" wird sofort die Uhrzeit festgestellt, am besten mit einer Stoppuhr.

Die Feststellung der Uhrzeit ist sehr wichtig, eine Schätzung ist ganz ungenügend. Auch wenn der Zeitpunkt des Herzstillstandes nicht feststeht, braucht man den Zeitpunkt der Diagnose unbedingt: z. B. um den Behandlungsbeginn festzulegen und um genau zu wissen, wie lange man das Herz schon massiert, wann die ersten Erholungszeichen wie Verengung der Pupillen, Rückkehr von Spontanatmung und Bewußtsein usw. auftreten. Schließlich braucht man die Zeitangabe auch, um beurteilen zu können, wann ein Wiederbelebungsversuch als aussichtslos abgebrochen werden muß.

2.8. Differentialdiagnose

Eine eigentliche Differentialdiagnostik ist nicht erforderlich. Der Zustand „Kreislaufunterbrechung durch akuten Herzstillstand" ist klar und ermöglicht auch eine klare Diagnose.

Abzuwägen ist der „plötzliche Herzstillstand" eines sonst lebensfähigen Kranken dagegen mit dem finalen Herzstillstand am Ende einer tödlichen Krankheit. Nur im ersten Falle ist ein Wiederbelebungsversuch angezeigt.

2.9. Die venöse Luftembolie

Eine Anmerkung soll hier zur Kreislaufunterbrechung durch die venöse Luftembolie gemacht werden.

Die Diagnose ist meist klar. Den Hergang erkennt man sofort (leergelaufene Infusion aus Glasflaschen unter Druck, Pneumothoraxfüllung, Eröffnung herznaher Venen bei der Strumektomie und bei neurochirurgischen Eingriffen). Der Kreislauf ist bei größeren Luftmengen unterbrochen, aber das Herz schlägt noch und zeigt auskultatorisch das bekannte „Mühlradgeräusch".

Im Beginn werden eventuell Brustbeklemmungen geklagt; die Atmung ist beschleunigt und vertieft, in schweren Fällen unregelmäßig und schnappend (HUNTER); Apnoe kann einsetzen. Der Puls ist beschleunigt. Der arterielle Blutdruck sinkt, während der venöse steigt (gestaute Halsvenen). Der Kranke wird cyanotisch.

Hier soll nur soviel gesagt werden, daß eine Herzmassage allein, ohne Abpunktion der Luft aus dem Herzen, bei größeren Luftmengen nicht erfolgreich sein kann. Denn diese Luft unterbricht den Blutstrom.

Das Wichtigste ist hier die Entfernung der Luft aus dem Herzen. Bei geringeren Luftmengen genügt eventuell die Linkslagerung des Kranken mit tiefer Position des Kopfes, wodurch die Flüssigkeitsbahn wieder freigegeben werden und die Luft möglichst nicht ins Gehirn gelangen soll. Weiter soll der Kreislauf behandelt werden, und gegebenenfalls muß der Patient beatmet werden.

Bei massiver Luftembolie ist sofort der Thorax zur direkten Herzmassage und zur Abpunktion der Luft aus dem rechten Ventrikel zu eröffnen.

3. und 4. Die Behandlung des „plötzlichen Herzstillstandes"

> Wichtig sind nicht in erster Linie die anzuwendenden Medikamente oder der elektrische Stromstoß, sondern die *rasche Diagnose*, der sofortige Wiederbeginn der *Blutzirkulation* durch *Herzmassage* und die *Arterialisation* des Blutes durch *künstliche Beatmung*.

Die Behandlung verfolgt zwei Ziele:
1. *Die Wiederherstellung der Blutzirkulation.*
Der Ausfall der Herzpumpe wird durch die Herzmassage vorübergehend überbrückt. Der Atemstillstand erfordert künstliche Beatmung. Beides muß *sofort* geschehen, damit das Gehirn so rasch wie möglich wieder arterialisiertes Blut erhält.
2. *Die Wiederherstellung der spontanen, geordneten Herzaktion.*
Ist die Herzmassage erfolgreich, d. h. wird ein Puls tastbar, wird die Hautfarbe des Patienten besser, werden die Pupillen enger, so hat man dafür etwas mehr Zeit. Es kann die Differentialdiagnose zwischen Asystolie und Kammerflimmern gestellt werden. Nach Möglichkeit wird die Ursache des Herzstillstandes behandelt. Das Herz selbst soll in eine günstigere Ausgangslage zum Wiedereinsetzen der spontanen Herzaktion gebracht werden: Durch die Herzmassage werden die Coronargefäße mit arterialisiertem Blut durchströmt, und die Acidose, die in der Kreislaufunterbrechung aufgetreten ist, wird mit Pufferlösungen gemildert.
Unbegrenzte Zeit hat man allerdings nicht, denn die bisher bekannten Verfahren der Herzmassage ermöglichen noch keine ausreichende Blutzirkulation für längere Zeit.

3. Die Sofortbehandlung

Die Sofortbehandlung ist einfach und erfolgreich. Man muß sie unbedingt im Kopf haben.

> Sie besteht aus *vier verschiedenen Maßnahmen:*
> **3.1.** *Drei kräftige Stöße* mit der Faust links vom Brustbein in die Herzgegend.
> **3.2.** *Regelrechte Lagerung:* Oberkörper flach auf harter Unterlage, festes Polster unter die Schultern, Beine hochlagern.
> **3.3.–3.6.** *Äußere Herzmassage* ⎫
> **3.7.** *Beatmung* ⎬ gleichzeitig!

3.1. Die Reizung der Thoraxwand

Die Stöße gegen die Herzgegend sollen eine Erschütterung des Thorax und dadurch eine Reizung des Herzens bewirken. Sie müssen daher kräftig sein. Natürlich sind Alter und Konstitution des Patienten zu berücksichtigen. Für junge Säuglinge genügt z. B. ein Druck mit dem Daumen.

Durch den Reiz auf das Herz soll ein nervös bedingter Herzstillstand durchbrochen werden (Vagus). Vielleicht wird dadurch auch einmal eine Kammerautomatie in Gang gebracht.

Viel Zeit verlieren soll man mit dieser Behandlung nicht. Aber sie ist einfacher, rascher und ungefährlicher als andere Reizungen des Herzens (z. B. mit einer Punktionskanüle), und es sind erfolgreiche Wiederbelebungen allein durch diese Maßnahme beschrieben worden (STEPHENSON).

Unmittelbar im Anschluß an diese Erschütterung der Thoraxwand wird der Puls wieder kontrolliert. Ist der Patient noch pulslos, so werden sofort die weiteren Maßnahmen eingeleitet.

3.2. Lagerung zur Herzwiederbelebung

Die richtige Lagerung erfüllt vier Forderungen:

1. Die *Flachlagerung des Oberkörpers* soll den Blutstrom zum Gehirn erleichtern.
2. Die *erhöht gelagerten Beine* erleichtern den venösen Rückstrom zum Herzen. Sind genügend Helfer vorhanden (mindestens drei), so kann einer die Beine des Patienten senkrecht hochhal-

ten. Sind keine Helfer da, so hält man die Beine zunächst für einige Sekunden hoch und lagert sie dann erhöht auf die Bettkante oder auf einen Stuhl.
3. Das *feste Polster unter den Schultern* läßt den Kopf des Patienten nach hinten sinken. Dadurch wird die Durchgängigkeit der oberen Luftwege im Mundrachen und damit die Beatmung erleichtert.

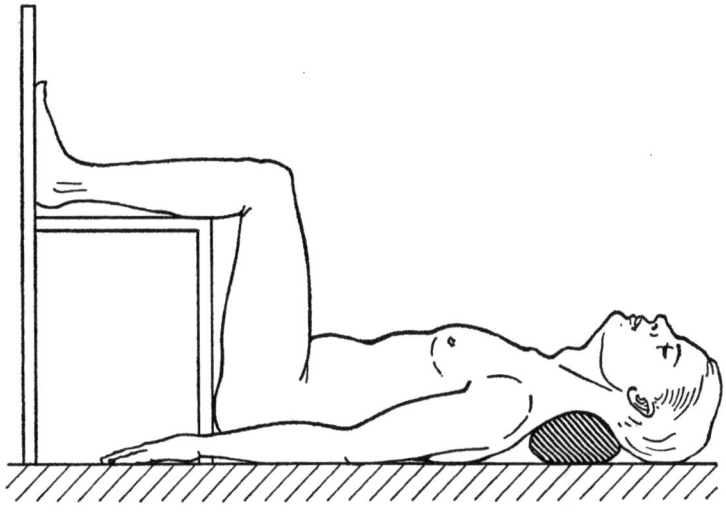

Abb. 3. Lagerung zur Herzwiederbelebung

4. Die *unnachgiebige Unterlage* unter dem Rücken ist Voraussetzung für die Wirksamkeit der äußeren Herzmassage und unbedingt erforderlich.

3.3.–3.6. Die Herzmassage

Ist der Thorax geschlossen, so macht man immer erst einen Versuch mit der äußeren Herzmassage. Ergibt die laufende Pulskontrolle, daß die äußere Herzmassage nicht wirksam ist, oder bessert sich der Zustand des Patienten trotz tastbarem, peripherem Puls nicht, so wird der Thorax ohne Zögern zur direkten Herzmassage eröffnet.

Ausnahme: Besteht der Verdacht auf Verletzungen im Thorax wie Pneumothorax, Hämatothorax, Hämatoperikard, so wendet man nach Möglichkeit sofort die direkte Herzmassage an.

3.3. Allgemeines zur Herzmassage

Bei jeder Herzkontraktion, der Systole, verkleinert sich das Herz vorwiegend auf Kosten seiner Ventrikel. Das in den Herzkammern befindliche Blut wird dabei in der Richtung verschoben, die durch die Ventile der Herzklappen vorgeschrieben ist, also in die Richtung der Arterien.

3.3.2. Ersetzt man am stillstehenden Herzen die Kontraktion seiner Muskulatur durch eine Kompression von außen, so tritt derselbe Effekt ein: das Herz wird verkleinert und der Inhalt seiner Kammern in Richtung Arterien verschoben.

3.3.3. Diese Kompression wird durch die Herzmassage erreicht. Bei der *direkten oder inneren Herzmassage* wird das Herz durch die Thoraxwunde hindurch mit der Hand gefaßt und rhythmisch ausgepreßt.

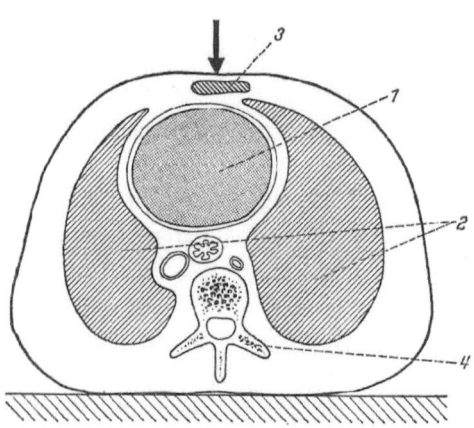

Abb. 4. Thoraxquerschnitt zur Veranschaulichung der Wirkung der äußeren Herzmassage. 1. Herz im Herzbeutel, 2. rechte und linke Lunge, 3. Brustbein, 4. Brustwirbel

Bei der *indirekten oder äußeren Herzmassage* wird ein Druck von außen auf das untere Sternumdrittel ausgeübt. Liegt der

Brustkorb dabei auf einer unnachgiebigen Unterlage, kann also die Brustwirbelsäule nicht nach hinten ausweichen, so wird das Herz durch diesen Druck zusammengepreßt und ausgedrückt. Das ziemlich unelastische Perikard verhindert dabei ein Ausweichen des Herzens nach den Seiten.

3.3.4. Ein wesentlicher Unterschied besteht zwischen der Kontraktion des Herzens und der Kompression von außen. Bei der Kontraktion der Herzmuskulatur wird die Ventilebene verschoben und dadurch bereits in der Systole Blut aus den Venen in die Vorhöfe gesaugt. Die Kompression des Herzens von außen kann dagegen Blut aus den Vorhöfen in die Venen zurückpressen, falls sie die Vorhöfe miterfaßt. Das Herz soll daher möglichst so massiert werden, daß die Kompression vorwiegend auf die Kammer ausgeübt wird und nicht auf die Vorhöfe.

3.3.5. In der Phase zwischen zwei Kontraktionen, der Diastole, erweitern sich die Herzkammern wieder und füllen sich dabei mit Blut aus den Venen bzw. aus den Vorkammern. Dasselbe geschieht zwischen zwei Kompressionen. Damit hierfür genügend Blut verfügbar ist, muß der venöse Rückfluß zum Herzen erleichtert werden durch Flachlagerung des Thorax und durch gleichzeitiges Hochlagern der Beine. Eventuell sind intravenöse Infusionen und Transfusionen notwendig.

3.3.6.

> Die Herzmassage kann nur Erfolg haben, wenn das Blut, das sie ins Gehirn befördert, vorher in den Lungen arterialisiert wurde. Gleichzeitig mit der Herzmassage muß also immer die Beatmung der Lungen vorgenommen werden.

Diese Forderung, gleichzeitig mit der Herzmassage zu beatmen, ist im praktischen Fall immer richtig. Theoretisch ist sie zunächst nicht ganz selbstverständlich, wenn es sich um einen plötzlichen Herzstillstand bei vorher normaler Atmungs- und Kreislauffunktion handelt. Die Lunge enthält noch Sauerstoff und das venöse Blut außerdem noch Pufferungskapazität. Wird dieses Blut durch die Hirngefäße gepumpt, so ist zu erwarten, daß die Wiederbelebungszeit des Gehirns und damit des ganzen Organismus verlängert wird. In Tierversuchen wurde außerdem festgestellt, daß die Durchströmung der Hirngefäße mit Dextran, also ohne Blut, ebenfalls zu einer längeren Wiederbelebungszeit führte als beim Sistieren der Zirkulation.

Praktisch tritt der Herzstillstand aber oft in Situationen auf, in denen der Patient hypoxisch ist oder auch bereits eine Acidose hat. Hypoxie und Acidose verstärken sich während des Kreislaufstillstandes rasch. Die Zirkulation und die Arterialisation des Blutes sollen daher gleichzeitig wieder in Gang gesetzt werden.

3.4. Die äußere (indirekte) Herzmassage

Durch die Entwicklung der äußeren Herzmassage ist es möglich geworden, Kranke mit Herzstillstand wiederzubeleben, ohne daß der Thorax eröffnet werden muß.

Die äußere Herzmassage ist eine Technik, die wie jede andere erlernt und immer wieder geübt werden muß. Hier kann diese Technik nur theoretisch beschrieben werden.

3.4.1.

> Zur äußeren Herzmassage wird der Patient auf eine harte (unnachgiebige) Unterlage gebracht.

Geeignet sind Operationstisch, Fußboden oder Erdboden. Im Bett ist die äußere Herzmassage nur wirksam, wenn der Patient auf starr befestigten Brettern o. ä. liegt und nicht auf einer Matratze, die dem Druck auf den Brustkorb nachgibt.

Es müssen manchmal Bedenken überwunden werden, den Patienten aus dem Bett auf den Boden zu legen. Bei der notwendigen Eile führt der Versuch, Bettbretter zu besorgen und sie dem Patienten unterzuschieben, zu einer nicht gerechtfertigten Verzögerung. Der Patient kommt also sofort auf den Fußboden, und die Wiederbelebung beginnt ohne Zögern.

3.4.2.

> Das untere Drittel des Brustbeines wird durch die Ballen der übereinander gelegten Hände des Arztes rasch und kräftig nach innen gedrückt und sofort wieder losgelassen.

Das Brustbein soll dabei um 4—5 cm gegen die Wirbelsäule bewegt werden. Die Herzmassage wird beim Erwachsenen 60mal in der Minute wiederholt.

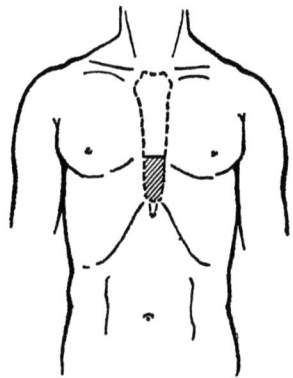

Abb. 5. Ort der äußeren Herzmassage beim Erwachsenen *(unteres Sternumdrittel)*

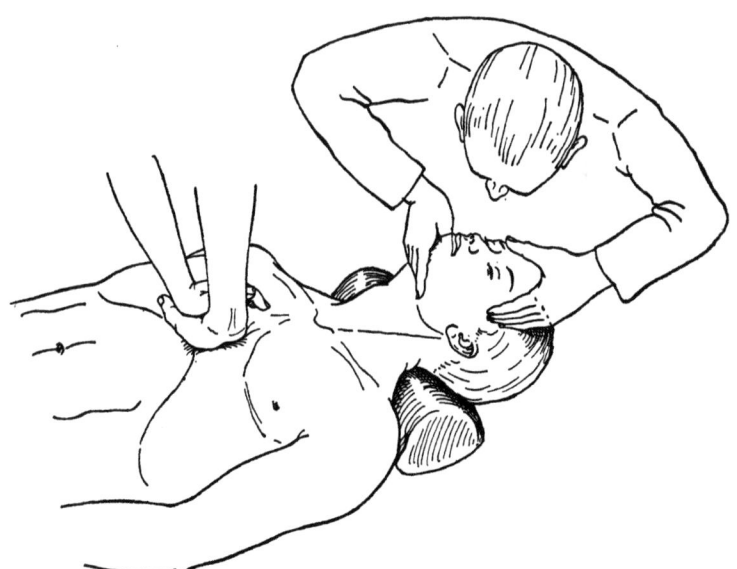

Abb. 6. Äußere Herzmassage beim Erwachsenen (Kopf rekliniert zur Atemspende)

Der Druck, der erforderlich ist, das Brustbein in seinem unteren Drittel um 5 cm nach innen zu bewegen, und damit die Wirksamkeit der äußeren Herzmassage, ist von der Elastizität des Brustkorbes abhängig. Nach JOHANSEN und RUBEN ist dazu beim Erwachsenen ein Druck von 25—50 kg erforderlich. Bei jeder Thoraxkompression ist ein solcher Druck auf die Dauer nur erreichbar, wenn der Arzt jedesmal sein Körpergewicht über die Hände auf den Brustkorb des Patienten verlagert.

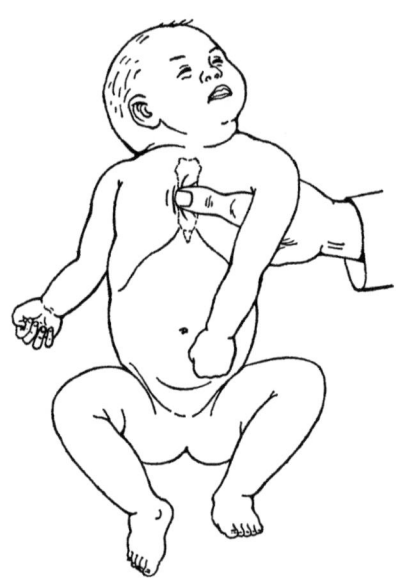

Abb. 7. Äußere Herzmassage beim jungen Säugling

Beim *jugendlichen Erwachsenen* mit elastischem Thorax läßt sich das Brustbein noch gut in den Thorax hineindrücken. Bei solchen Patienten soll daher der Druck auf das untere Drittel des Brustbeines ausgeübt werden und nicht auf die Rippen. Die Rippen brechen leichter, und der Druck ist hier nicht so wirksam wie der auf das Brustbein, das der Wirbelsäule gegenübersteht.

Beim *älteren Erwachsenen* mit starrem Brustkorb läßt sich die Thoraxwand nur als Ganzes bewegen. Der Druck muß außerdem größer sein. Hat man mit der üblichen Kompression des unteren Brustbeindrittels mit gekreuzten Händen keinen Erfolg, d. h. wird der Puls nicht tastbar, so empfehlen JOHANSEN und RUBEN, den Druck durch die nebeneinander gelegten Hände auf die ganze vordere Thoraxwand auszuüben. Rippenbrüche müssen dabei eventuell in Kauf genommen werden, insbesondere auch, wenn Thoraxdeformitäten vorliegen. Einen Anhalt für die Stärke des erforderlichen Druckes kann man sich an der Leiche oder an der Übungspuppe verschaffen.

Beim *jungen Säugling* ist die Technik etwas anders! Um Verletzungen der großen und hochstehenden Leber zu vermeiden, wird der Druck höher, etwa auf die Mitte des Brustbeines, gege-

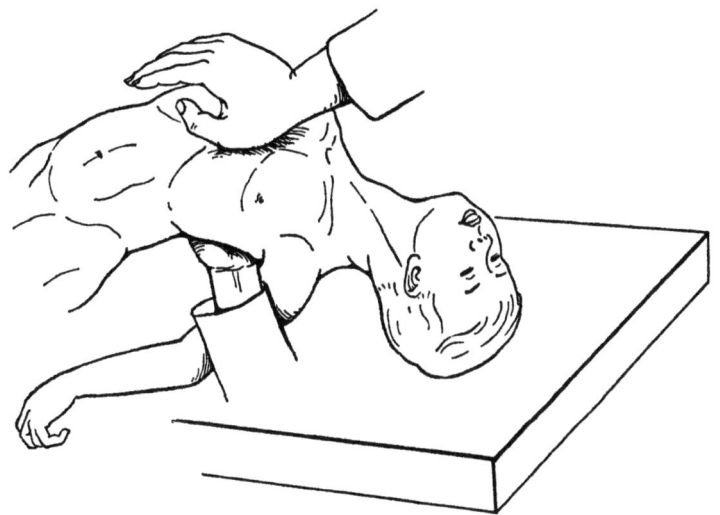

Abb. 8. Äußere Herzmassage (sechsjähriges Kind)

ben. Das ebenfalls relativ große Herz wird durch den Druck auf das elastische Brustbein genügend komprimiert. Entweder drückt man auf das Brustbein mit dem Daumen und benutzt die übrigen Finger als Widerlager im Rücken des Säuglings oder man drückt umgekehrt mit Zeige- und Mittelfinger auf das Sternum und benutzt den im Rücken liegenden Daumen als Widerlager (MOYA, HEINTZEN). Die Frequenz der Herzmassage muß größer sein als beim Erwachsenen, etwa 100 Kompressionen pro Minute.

Bei *3—6jährigen Patienten* kann man den Druck auf das untere Sternumdrittel mit einem Handballen ausüben und die andere Hand als Widerlager in den Rücken des Kindes legen.

3.4.3.

> Die Wirkung der Herzmassage muß durch dauernde Pulskontrollen überprüft werden. Dazu ist möglichst eine Hilfsperson anzustellen. Die Herzmassage ist nur wirksam, wenn bei jeder Kompression ein Puls in der A. carotis fühlbar wird.

Als Kriterium einer wirksamen Herzmassage wird von manchen Autoren ein arterieller Blutdruck von mindestens 70 bis 80 mm Hg gefordert. Frey et al. weisen auf die Schwierigkeit hin, während der Erschütterung des Thorax durch die Herzmassage den Blutdruck mit der üblichen Manschettenmethode zu messen. Die genauere blutige Methode ist in der Notfallsituation meist nicht möglich. Man muß sich daher damit begnügen, die Wirksamkeit der äußeren Herzmassage durch die Pulskontrolle und außerdem durch die eventuelle Erholung der Pupillenreaktion, die Verkleinerung der vorher weiten Pupillen, die Besserung der Hautfarbe, die Wiederkehr der Spontanatmung usw. zu beurteilen.

Der periphere Puls ist also im Notfall — und der ist hier die Regel — die praktisch einzige Kontrolle jeder einzelnen Thoraxkompression auf das Herz. Man muß daran denken, daß der Puls nicht den Blutstrom, sondern lediglich eine Druckwelle in den Arterien anzeigt (Schneider-Rein). Bei der äußeren Herzmassage braucht diese Druckwelle nicht unbedingt ausschließlich vom Herzen auszugehen. Es kann zu einer Übertragung des auf den Thorax ausgeübten Druckes direkt auf die Aorta kommen.

Wird während der Herzmassage kein Puls tastbar, so ist zunächst die Technik zu überprüfen:

1. Liegt der Patient auf einer harten Unterlage?
2. Setzt die Herzmassage an der richtigen Stelle über dem Sternum an?
3. Ist der Druck ausreichend, d. h. wird das Sternum 4—5 cm tief eingedrückt?
4. Kann der venöse Rückfluß zum Herzen verbessert werden? (Beine hoch! Infusion schneller!)

> **3.4.4.** Wird trotz Überprüfung der Fehlerquellen bei der äußeren Herzmassage kein Puls tastbar, so muß der Thorax sofort zur inneren Herzmassage eröffnet werden.

3.4.5. *Komplikationen der äußeren Herzmassage*

Nach der äußeren Herzmassage ist eine ganze Reihe von ernsten Komplikationen bekannt geworden.

Tabelle

Rippenfrakturen	Pneumothorax	Leberruptur
Sternumfrakturen	Hämatoperikard	Milzruptur
Pleuraverletzungen		
Lungenrisse	Hämatome	Magenruptur
Hämatothorax	der Herzwand	Fettembolie mit und
	Herzperforation	ohne Knochenverletzung
		Aspiration

Häufig sind Rippenfrakturen; Fettembolien sind autoptisch ebenfalls oft nachweisbar. Klinisch sind sie häufig ohne größere Bedeutung. Leberverletzungen sind nicht ganz selten. Die übrigen Verletzungen werden nur ausnahmsweise beobachtet.

Ein nicht geringer Prozentsatz der Obduktionen weist eine *Aspiration von Mageninhalt* in die unteren Luftwege auf. Da in Notfällen oft nicht intubiert oder der Tubus nicht regelrecht abgedichtet werden kann, ist an diese Komplikation, die in der Flachlagerung und bei der Erschütterung des Epigastriums besonders leicht auftritt, immer zu denken.

Die Häufigkeit der Nebenverletzungen ist bei den obduzierten Fällen beträchtlich. So hat z. B. YANOFF bei 11 Fällen von äußerer Herzmassage, die zur Obduktion kamen, 6mal Rippen- oder Sternumfrakturen und 10mal Fettembolie nachgewiesen. In einer anderen Serie von 36 obduzierten Fällen hatten 11 Pat. aspiriert. 11% der von THALER veröffentlichten Obduktionen nach äußerer Herzmassage wiesen Leberverletzungen auf.

Bei der Beurteilung der Häufigkeit dieser Komplikationen muß man bedenken, daß es sich um Obduktionen, also meist um erfolglose Herzwiederbelebungen handelt, bei denen der Thorax nicht eröffnet wurde. Erfahrungsgemäß wird in solchen ungünstig ausgehenden Fällen von Herzstillstand in manchen Phasen der Wiederbelebungsversuche sehr kräftig manipuliert. Erfolgreich wiederbelebte Herzstillstände zeigen viel seltener mechanisch bedingte Komplikationen, abgesehen von Rippenfrakturen, die sich bei Patienten mit starrem Thorax manchmal nicht vermeiden lassen.

Es ist selbstverständlich, daß man an die zahlreichen Komplikationsmöglichkeiten bei der Herzwiederbelebung denkt und seine Technik danach einrichtet. Ist die äußere Herzmassage nur mit sehr starkem Druck durchführbar, so wird man sich eher zur Thoraxeröffnung und zur direkten Herzmassage entschließen, wenn man die Möglichkeit dazu hat. Keinesfalls soll man aber die äußere Herzmassage aus Furcht vor Komplikationen nur angedeutet durchführen oder ganz unterlassen. Das würde das Leben zahlreicher Menschen kosten, die sonst gerettet werden könnten.

Bei Störungen im anschließenden Krankheitsverlauf ist es wichtig, an die verschiedenen Komplikationsmöglichkeiten zu denken.

3.4.6. *Herzmassage-Apparate*

Erwähnt werden soll noch, daß es bereits Apparate für die maschinelle Durchführung der äußeren Herzmassage gibt (NACHLASS). Zweifellos besteht ein Bedürfnis hierfür, denn die äußere Herzmassage bei einem Erwachsenen ist anstrengend, und es ist schwierig, den Druck über längere Zeit einigermaßen gleichmäßig auszuüben. Andererseits ist ein solcher Apparat gerade in Notfällen meist doch nicht zur Hand. Der Arzt soll daher die manuellen Methoden beherrschen.

3.4.7. *Übungen zur äußeren Herzmassage*

1. Bestimmung der Stellen für die äußere Herzmassage und derjenigen für die Stöße gegen die Herzgegend zu Beginn der Behandlung.
2. Vergleich der Wirksamkeit der Thoraxkompression im Krankenbett und auf dem Operationstisch.

3. Durchführung der äußeren Herzmassage an Leichen von Erwachsenen verschiedener Konstitution, an Leichen von Neugeborenen und Säuglingen und an der Übungspuppe.
4. Feststellung des Druckes, der an der Leiche zu Sternum- bzw. Rippenfrakturen führt.
5. Kontrolle der Herzmassage am Puls der Übungspuppe.

3.5. Die innere (direkte) Herzmassage

Jeder Arzt kann einmal vor der Entscheidung stehen, entweder eine Notthorakotomie vorzunehmen oder einen Patienten sterben zu lassen.

3.5.0. Indikationen zur direkten Herzmassage (nach FREY, 1962):

1. Herzstillstand bei gleichzeitigem Verdacht auf pathologische Veränderungen im Thorax (Pneumothorax, Hämatothorax, Hämatoperikard).
2. Unmöglichkeit, durch die äußere Herzmassage oder durch elektrische Stimulierung in 1—2 min einen tastbaren Puls zu erzielen.
3. Wenn es nicht möglich ist, bei Kammerflimmern durch den geschlossenen Thorax hinduch zu defibrillieren (Fehlen eines *externen* elektrischen Defibrillators).

Bis vor einigen Jahren galt als weitere Indikation zur Freilegung des Herzens die Unmöglichkeit, am geschlossenen Thorax zwischen Asystolie und Kammerflimmern zu unterscheiden, also beim Fehlen eines EKG-Gerätes. Es hat sich aber gezeigt, daß man diese Unterscheidung nicht unbedingt zu treffen braucht, um die geordnete Herzaktion wieder herzustellen. Der elektrische Stromstoß zur Defibrillation schadet auch bei der Asystolie nicht, und die Medikamente, die zur Behandlung der Asystolie gegeben werden (Calcium, Adrenalin usw.), sind auch beim Kammerflimmern nützlich. Man kann also beim „plötzlichen Herzstillstand" durch den geschlossenen Thorax hindurch elektrische Stromstöße geben und Medikamente injizieren, auch ohne zu wissen, ob dem Herzstillstand eine Asystolie oder ein Kammerflimmern zugrunde liegt.

Die Notthorakotomie zur direkten Herzmassage ist besonders eilig, wenn vorher bereits vergebliche Versuche mit der äußeren

Herzmassage gemacht wurden, weil dann bereits dadurch ein Teil der Wiederbelebungszeit des Gehirns verstrichen ist. Ist die äußere Herzmassage dagegen ausreichend, so ist die Thorakotomie nicht ganz so eilig und kann etwas ausgiebiger vorbereitet werden.

3.5.1. Die Vorbereitung zur Notthorakotomie hängt von der Zeit ab, die zur Verfügung steht. Ist der Eingriff brandeilig, so genügen notfalls ein Skalpell und möglichst ein Paar sterile Gummihandschuhe. Auf die Vorbereitung des Operationsfeldes, Waschen der Hände und sterile Instrumente muß dann verzichtet werden.

> Der Schnitt zur Thorakotomie wird, ausgehend vom unteren Drittel des Brustbeines, etwa parallel zu den Rippen nach außen gezogen. Er muß lang sein und reicht vom linken Rand des Brustbeines bis zur mittleren Axillarlinie.

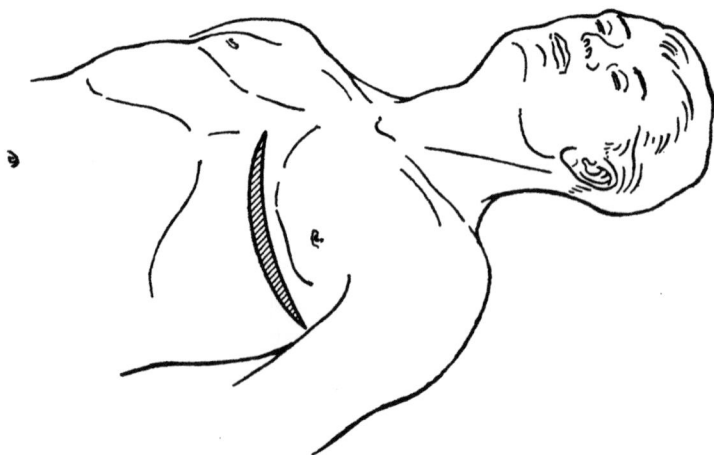

Abb. 9. Schnittführung bei der Thorakotomie zur inneren Herzmassage. (Unter Benutzung einer Abbildung aus MILSTEIN, B. B.: „Cardiac arrest and resuscitation". London: Lloyd-Luke 1963)

Es ist dabei unwichtig, ob der Brustkorb im 4., 5. oder 6. Intercostalraum eröffnet wird. Man braucht daher die Rippen nicht exakt abzuzählen.

Bevor man den Schnitt in ganzer Ausdehnung legt, wird eine kleine Incision in der geplanten Schnittlinie gemacht, um dadurch die Diagnose noch einmal zu überprüfen. Spritzen aus dem Schnitt Arterien, so kann kein Herzstillstand vorliegen. Ist der Schnitt dagegen blutleer, so wird die Incision in ganzer Länge vorgenommen und rasch bis auf die Intercostalmuskulatur vertieft. Dann muß man etwas vorsichtiger werden, um nicht bei der Incision der Pleura parietalis die unmittelbar darunter gelegene Lunge zu verletzen.

Nur wenn der Schnitt lang genug ist, kann man die Rippen soweit auseinanderziehen, daß das Herz vorliegt und, wenn nötig, mit beiden Händen gefaßt werden kann. Bei Rückenlage des Patienten muß der Schnitt daher vom linken Sternumrand bis in die Ebene des Operationstisches reichen.

> Sind die Intercostalmuskeln durchtrennt, so liegt die Pleura parietalis vor, die zunächst durch einen kleinen Schnitt eröffnet wird, damit die Lunge zurückfallen kann. Dann wird die Pleura in ganzer Ausdehnung des Hautschnittes gespalten.

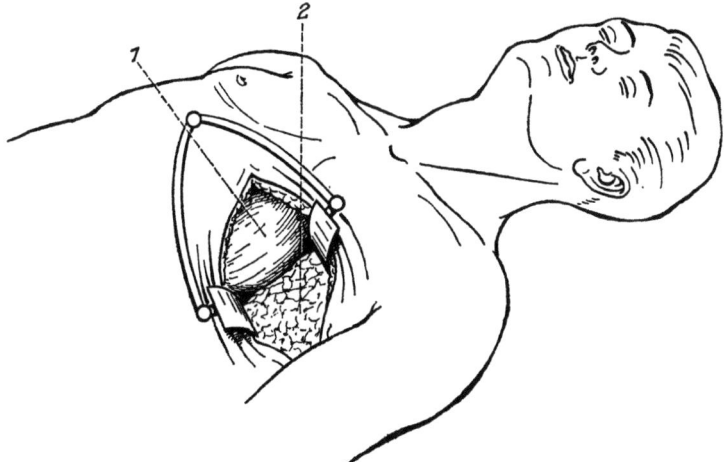

Abb. 10. Thorakotomie zur inneren Herzmassage. 1. Herz im geschlossenen Perikard, 2. Lunge. (Unter Benutzung einer Abbildung aus MILSTEIN, B. B.: „Cardiac arrest and resuscitation". London: Lloyd-Luke 1963)

Nach medial soll man nicht zu weit schneiden, um nicht die Art. mammaria int. zu verletzen, die zwar während des Herzstillstandes nicht blutet, aber nachher beim Zunähen Schwierigkeiten machen kann, wenn das Herz wieder schlägt.

> Nun werden die Rippen mit beiden Händen kräftig auseinandergezogen. Die rechte Hand faßt bei geschlossenem Perikard das Herz von hinten und drückt es gegen das Sternum aus — 60mal in der Minute.

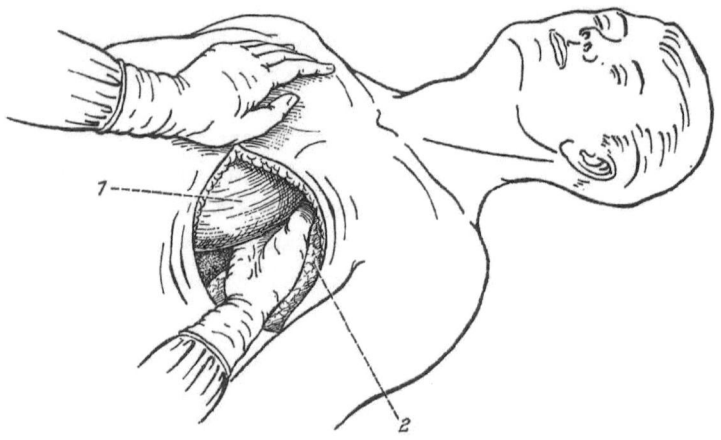

Abb. 11. Innere Herzmassage bei geschlossenem Perikard. 1. Herz im geschlossenen Perikard, 2. Lunge. (Unter Benutzung einer Abbildung aus MILSTEIN, B. B.: „Cardiac arrest and resuscitation". London: Lloyd-Luke 1963)

Rippenfrakturen beim Auseinanderziehen der Rippen sind bei älteren Patienten nicht selten. Im Vergleich mit den Folgen des Herzstillstandes sind sie das kleinere Übel.

> Führt die Massage durch das geschlossene Perikard hindurch nicht innerhalb von 1—2 min zum Wiedereinsetzen des spontanen Herzschlages, so wird der Herzbeutel durch eine ausgedehnte Längsincision eröffnet. Das Herz wird dann mit beiden Händen direkt komprimiert.

Dabei sollen die Herzkammern ausgepreßt werden, aber möglichst nicht die Vorhöfe, da von hier aus das Blut in die Venen zurückgedrückt wird.

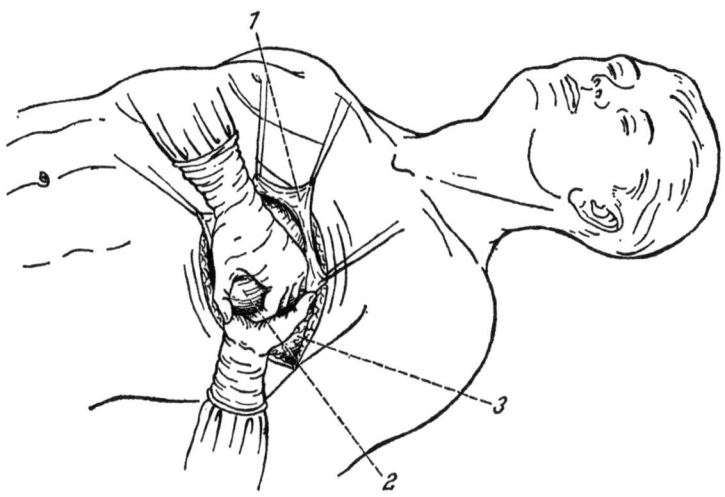

Abb. 12. Innere Herzmassage bei eröffnetem Perikard (beide Hände umschließen die Herzkammern). 1. Eröffnetes Perikard, 2. rechter Ventrikel, 3. Lunge. (Unter Benutzung von Abbildungen aus MILSTEIN, B. B.: „Cardiac arrest and resuscitation"; London: Lloyd-Luke and GALL, F.: In: „Herzstillstand, Herzstillegung und Wiederbelebung des Herzens", Hrsgb. R. THAUER und CL. ALBERS. Darmstadt: Steinkopff 1964)

> Die Herzmassage soll das Blut rhythmisch aus dem Herzen in die Arterien pressen, ohne dabei das Herz zu verletzen.

Das Herz wird mit der ganzen Hand und nicht mit den Fingerspitzen komprimiert, da die Finger die Herzwand perforieren können. Während der Massage soll das Herz in seiner Lage bleiben und nicht gekippt oder gedreht werden. Die Kompression wird 60—80mal in der Minute vorgenommen. Zwischen zwei Kompressionen wird das Herz jeweils ganz freigegeben, damit es sich wieder mit Blut füllen kann.

> Die Wirksamkeit der Herzmassage wird dauernd überprüft. Der Puls muß bei jeder Kompression tastbar werden, und der arterielle Blutdruck soll mindestens 80 mm Hg betragen.

3.5.2. Ist die Herzmassage unwirksam, so muß sofort nach *Fehlern* gesucht werden:
1. Ist die Pleura eröffnet?
2. Wird wirklich das Herz massiert? Andere Organe in dieser Gegend sind Lungen, Leber, Magen, Milz, Nieren!
3. Ist der Schnitt groß genug, damit beide Hände zur Massage Platz haben?
4. Ist das Perikard eröffnet?
5. Füllt sich das Herz zwischen den Kompressionen mit Blut?

Hochlagern der Beine und intravenöse Infusionen verbessern den venösen Rückfluß zum Herzen. Sind genügend Helfer vorhanden, so daß Herzmassage und Beatmung nicht unterbrochen zu werden brauchen, so sollen Beine und Arme ausgewinkelt werden. Dadurch werden 500—1000 ml Blut zusätzlich mobilisiert. Am offenen Thorax kann man Blut in die Aorta und in den linken Ventrikel infundieren. Bei der Transfusion von Konservenblut ist an den erhöhten Kaliumgehalt in älteren Blutkonserven zu denken und Calcium als Antidot zu geben. Bei ungenügender Füllung des Herzens zwischen den Kompressionen empfehlen RUBEN und STAVANGER, die Massagefrequenz herabzusetzen (bis auf etwa 40/min), um die Füllungszeit des Herzens zu verlängern.

Der Blutstrom zum Gehirn und in die Coronarien kann verbessert werden, wenn die Aorta hinter dem Abgang der Art. subclavia sin. komprimiert wird. Das Blut fließt dann nur in die zentral davon gelegenen Arterien des Herzens, des Kopfes und der oberen Extremitäten. Alle 5 min soll die Aorta freigegeben werden, damit Blut zu den Nieren, ins Splanchnicusgebiet usw. gelangen kann.

Technisch ist eine wirksame Kompression der Aorta manchmal nicht einfach. Das daumendicke Gefäß zieht links neben der Brustwirbelsäule nach abwärts und wird mit dem Finger oder mit einem großen Stieltupfer gegen die hintere Brustwand gepreßt.

Auch das Anlegen einer großen, gummiüberzogenen Gefäßklemme wird empfohlen. Keinesfalls darf man dann vergessen, die Gefäßklemme alle fünf Minuten vorübergehend zu öffnen.

Ist die Bauchhöhle eröffnet, so kann auch die Aorta abdomin. abgeklemmt werden, und zwar möglichst distal vom Abgang der Nierenarterien.

3.5.3.

> Die spontane Herzaktion soll so rasch wie möglich wieder hergestellt werden, damit die Herzmassage möglichst kurz dauert.

Je länger das Herz massiert wird, desto eher können Myokardschäden, Hämatome usw. auftreten. Wiederherstellung der spontanen Herzaktion: vgl. Kap. 4.

> Nach Wiedereinsetzen der spontanen Herzaktion muß das Herz genügend lange beobachtet werden, da Rezidive des Herzstillstandes nicht selten sind.

Der Thorax darf nicht zu früh verschlossen werden!

3.5.4.   *Thoraxverschluß*

Bis zum Thoraxverschluß wird im allgemeinen ein erfahrener Chirurg zur Stelle sein. Daher soll dieser Teil des Eingriffes hier nur ganz kurz beschrieben werden.

Spätestens jetzt wird die Haut desinfiziert, und die Operationsgruppe arbeitet steril. Herz und Lungen werden auf Verletzungen kontrolliert. Dabei werden die Lungen über den Endotrachealtubus gebläht. In Herzbeutel und Pleurasack werden lokal verträgliche Antibiotica instilliert. Das Perikard wird mit Catgut-Knopfnähten verschlossen, wobei der lateral liegende Nerv. phrenicus nicht mitgefaßt werden darf. Der Thoraxschnitt wird auf Blutungen kontrolliert, besonders an den Ecken: medial wegen der Art. mamm. int., lateral wegen der Art. intercostalis. Der Thorax wird durch ein dickes Gummi- oder Plastikrohr nach außen drainiert, das vom Phrenico-Costal-Winkel aus in der mittleren Axillarlinie durch einen kleinen Schnitt herausgeleitet wird. Nach Adaptieren der gespreizten Rippen durch einen Kontraktor oder durch kräftige Seidenfäden wird die Pleura parietalis durch fortlaufende, kräftige Catgutnaht dicht verschlossen. Anschließend schichtweiser Verschluß von Muskulatur, Subcutis und Haut. Die Lunge wird über den Endotrachealtubus gebläht und die Drainage an eine Saugvorrichtung angeschlossen. Zum Schluß wird eine Röntgenaufnahme des Thorax zur Kontrolle gemacht, ob die Lunge überall ausgedehnt und ob das Herz mittelständig ist.

3.5.5. *Komplikationen der direkten Herzmassage*

Die häufigsten Komplikationen sind solche, die von der Thorakotomie und ihren Folgen herrühren, insbesondere, wenn der Eingriff von einem Ungeübten und ohne Asepsis vorgenommen wurde. Die wichtigsten sind Lungenverletzungen mit Pneumothorax und evtl. Bronchialfisteln, Nachblutungen und Infektionen der Pleurahöhle bzw. der Wunde. Am Herzen selbst gibt es selten Schnittverletzungen beim Eröffnen des Perikards. Häufiger sind Hämatome der Herzwand als Folge der manuellen Kompression. Einige Fälle von Herdwandperforation sind beschrieben. Sie lassen sich vermeiden, wenn das Herz nicht mit den Fingerspitzen, sondern mit der flachen Hand bzw. zwischen beiden flachen Händen komprimiert wird.

Auch nach Beendigung der eigentlichen Herzwiederbelebung und nach dem Thoraxverschluß ist der Kranke von vielen Gefahren bedroht und muß längere Zeit ununterbrochen überwacht werden.

3.5.6. *Besonderheiten am eröffneten Abdomen*

Erfolgt der Herzstillstand während einer Bauchoperation, von deren Schnitt aus die linke Zwerchfellkuppel gut erreicht werden kann, so wird man rasch durch das uneröffnete linke Zwerchfell nach dem Herzen fassen und prüfen, ob es schlägt oder nicht. Manchmal beginnt das Herz nach diesem Griff wieder spontan zu schlagen.

Es ist auch empfohlen worden, die eigentliche Herzmassage durch das Zwerchfell hindurch vorzunehmen, das entweder uneröffnet bleibt oder durch einen Querschnitt durchtrennt wird, um die Hand durchzulassen. Die Wirksamkeit dieser Art von Herzmassage ist unsicher. STEPHENSON empfiehlt, daß der Operateur versucht, das Herz durchs Zwerchfell hindurch zu komprimieren, während der Assistent den Brustkorb zur offenen Herzmassage incidiert. Von anderen Autoren wird selbst bei eröffnetem Abdomen die indirekte Herzmassage durch Thoraxkompression der Massage durchs Zwerchfell hindurch vorgezogen.

3.5.7. *Übungen zur inneren Herzmassage an der Leiche*

1. Schnittführung am Thorax.
2. Thoraxeröffnung.
3. Herzmassage durchs geschlossene Perikard hindurch.
4. Perikarderöffnung unter Schonung des Nerv. phrenicus.
5. Massage des freiliegenden Herzens.
6. Punktion der Herzkammern.
7. Kompression der Aorta thoracalis distal vom Abgang der Art. subcl. sin.
8. Thoraxverschluß.

---

9. Palpation des schlagenden Herzens durch die linke Zwerchfellkuppel während einer Laparotomie.

3.6.   **Zur Wirksamkeit der Herzmassage**

Es ist erwiesen, daß die Herzmassage, und zwar sowohl die innere wie die äußere, vorübergehend die Blutzirkulation in einem solchen Umfang aufrechterhalten kann, daß für einige Zeit Dauerschäden im Gehirn vermieden werden. Wie lang diese Zeit ist, hängt sehr von den Umständen des Einzelfalles ab. Immerhin sind bei der inneren Herzmassage Überbrückung des Herzstillstandes bis zu mehreren Stunden und bei der äußeren Herzmassage dasselbe bis zu 90 min mit geglückter Wiederbelebung beschrieben (STEPHENSON).

Andererseits ist ebenso erwiesen, daß diese künstliche Zirkulation auf die Dauer nicht ausreicht. Das wird zuerst deutlich an der rasch zunehmenden Acidose, welche die Herzmassage nicht verhindern kann. Infundierte Pufferlösungen können hier vorübergehend helfen.

Einleuchtend ist auch, daß eine Kompression des Herzens von außen einer normalen Herzaktion nicht gleichwertig sein kann (vgl. Ziff. 3.3.4.). Die Kompression von außen setzt das ganze Herz unter Druck. Eine Behinderung des venösen Zuflusses zum Herzen ist die Folge. Bei der inneren Herzmassage geschieht das vorwiegend dadurch, daß während der Kompression kein Blut ins Herz einfließen kann. Bei der äußeren Herzmassage kommt es zusätzlich noch zu einer Erhöhung des intrathorakalen Druckes und damit zu einer weiteren Behinderung des venösen Zuflusses zum Herzen (DEL GUERCIO, MCKENZIE, R. FREY).

Über die Wirksamkeit der inneren im Vergleich mit der äußeren Herzmassage gibt es verschiedene Ansichten, was nicht wundernimmt, denn der Effekt der äußeren Herzmassage ist von einer so großen Variationsbreite, bedingt durch den elastischen Thorax des Jugendlichen einerseits und den starren Thorax des alten Emphysematikers andererseits, daß man unmöglich von einer durchschnittlichen Wirksamkeit der äußeren Herzmassage sprechen kann. Unter günstigen Umständen ist die äußere Herzmassage jedoch erwiesenermaßen ausreichend.

Vergleicht man beide Verfahren der Herzmassage, so müssen außer der Wirksamkeit einige andere Unterschiede beachtet werden. Sehr häufig fehlt überhaupt die Möglichkeit zur Thorakotomie, oder das Risiko ist so groß, wie z. B. außerhalb eines Krankenhauses oder ohne einen chirurgisch geschulten Arzt, daß allein die äußere Herzmassage in Frage kommt. Gelingt die Herzwiederbelebung rasch, so sind die Folgen der äußeren Herzmassage im allgemeinen geringer und die Rekonvaleszenz ist rascher als nach der Notthorakotomie.

Die innere Herzmassage hat dagegen den Vorteil, daß sie oft auch dann noch wirksam ist, wenn die Thoraxkompression von außen versagt. Außerdem kann man dabei das Herz sehen und palpieren. Man kann sich also ein direktes Bild von der Farbe der Herzwand und vom Tonus der Herzmuskulatur machen, man kann die ersten spontanen Herzaktionen sofort erkennen usw.

Aus diesen Überlegungen ergeben sich die bereits aufgeführten Indikationen für die beiden Formen der Herzmassage (Ziff. 3.5.0.), nach denen man, von Eingriffen am offenen Thorax und von pathologischen Veränderungen im Thorax abgesehen, immer erst die äußere Herzmassage versucht und erst dann zur Thorakotomie greift, wenn entweder die äußere Herzmassage wirkungslos bleibt oder wenn trotz wirksamer äußerer Herzmassage die Wiederbelebung des spontanen Herzschlages am geschlossenen Thorax nicht gelingt.

3.7. Die Beatmung

Die künstliche Beatmung ist bei zahlreichen Notfällen lebensrettend, weit über die Behandlung des Herzstillstandes hinaus.

> Das Blut, das durch die Herzmassage zum Gehirn gebracht wird, muß arterialisiert sein. Da es beim Herzstillstand auch immer zum Atemstillstand kommt, ist neben der Herzmassage auch immer eine Beatmung vorzunehmen.

Es gibt zahlreiche Methoden, einen Atemstillstand erfolgreich zu behandeln. Die Thoraxkompression zur äußeren Herzmassage gehört jedoch nicht zu ihnen. Es wurde gezeigt (SAFAR, BROWN u. HOLTEY), daß man mit der Thoraxkompression zur äußeren Herzmassage keine ausreichende Ventilation der Lungen erreichen kann.

3.7.1.

> Bei der künstlichen Beatmung sind zwei verschiedene Aufgaben gleichzeitig zu erfüllen:
> 1. Die Atemwege müssen durchgängig gehalten werden.
> 2. In den Lungen muß ein periodischer Luftwechsel stattfinden.

Beide Bedingungen sind gleich wichtig. Sie sind nur nicht immer ganz leicht miteinander zu kombinieren. Manche älteren

Methoden der künstlichen Beatmung erreichten nicht immer eine Durchgängigkeit der Atemwege und waren daher manchmal wenig wirksam.

3.7.2. Der „freie Atemweg" kann durch zwei verschiedene Störungen verlegt sein:
1. Durch *Organe* (Zunge, Epiglottis, Stimmbänder).
2. Durch *fremden Inhalt* wie Fremdkörper, Blut, Schleim oder Mageninhalt.

> Die Beatmung beginnt mit einer raschen Inspektion von Mund, Nase und Rachen auf fremden Inhalt.

Der Mund läßt sich bei diesen Patienten meist leicht öffnen. Ist der Mund frei, so macht man beim Herzstillstand sofort einen Beatmungsversuch (vgl. 3.7.4.!). Enthält der Mund fremden Inhalt, so versucht man diesen rasch zu entfernen: Herausnehmen einer losen Zahnprothese, Auswischen von Blutcoagula oder breiigem Mageninhalt mit dem Finger, den man mit einem Taschentuch umwickeln kann.

Auch wenn man den Mund nicht sofort freibekommt, so soll man jetzt versuchen zu beatmen. Nur wenn die Luftwege offenbar völlig verlegt sind, muß man einen Versuch machen, sie durch blindes Absaugen durch Mund oder Nase oder durch Absaugen bei direkter Laryngo- oder Bronchoskopie freizumachen. Dazu ist ein kräftig wirkender Saugapparat erforderlich. Das Absaugen ist mit einem Zeitverlust verbunden, der so kurz wie möglich gehalten werden muß.

Die Verlegung der oberen Luftwege durch die zurückgesunkene Zunge wird leicht durch maximale Reklination des Kopfes beseitigt. Dazu genügt meist das Anheben der Kinnspitze. Das Polster unter den Schultern erleichtert die Reklination.

3.7.3.

> Die Atemwege müssen während der ganzen Beatmung durchgängig gehalten werden.

Das gelingt durch die eben beschriebene Reklination des Kopfes. Hilfsmittel zum Freihalten des Rachens sind Mundtuben (Guedelsche Oro-Pharyngealtuben) und Nasentuben (Naso-Pharyngealtuben).

Die sicherste und rascheste Methode, die oberen Luftwege freizumachen und freizuhalten, ist die *endotracheale Intubation*. Sie schafft auch die besten Voraussetzungen für die eigentliche Be-

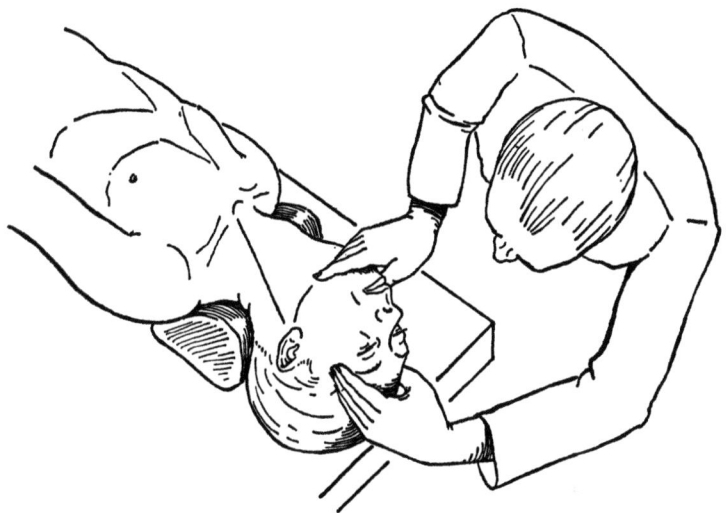

Abb. 13. Reklination des Kopfes zur Beatmung

atmung. Bei der Thorakotomie ist sie zwar nicht unerläßlich, aber eine große Erleichterung. Ihr Nachteil ist, daß sie Übung und entsprechendes Gerät voraussetzt.

Es sei hier daran erinnert, daß bei Obduktionen nach äußerer Herzmassage nicht selten eine Aspiration von Mageninhalt in die unteren Luftwege gefunden wurde (3.4.5.). Offenbar begünstigt die Thoraxkompression bei Flachlagerung des Oberkörpers die Regurgitation, also das Zurücklaufen von Mageninhalt in den Pharynx. Die künstliche Beatmung preßt dann diesen Magensaft in Trachea und Bronchien, falls der Patient nicht fachgerecht intubiert ist.

Die endotracheale Intubation mit Abdichtung des Tubus gegen die Trachealwand verhindert die Aspiration mit Sicherheit und sollte, wenn irgend möglich, bei der Behandlung des Herzstillstandes angewandt werden.

Ist der Patient intubiert, so wird er selbstverständlich über den Tubus beatmet, notfalls durch Einblasen der Ausatemluft des Arztes in den Tubus. Dabei sollte immer ein Filter (Mull, Taschentuch) über das Tubusende gelegt werden, um gegenseitige Infektionen zu vermeiden. Jedes andere Beatmungsgerät, das sich an den Tubus anschließen läßt, kann zur Beatmung verwandt werden, vom einfachen Ruben-Beutel über jedes Narkosegerät bis zur Respiratormaschine. Luft oder Sauerstoff sind zur Beatmung geeignet.

3.7.4.

Für die Ventilation der Lungen wird heute im Notfall, wenn keine Geräte zur Verfügung stehen, die sogenannte Atemspende empfohlen.

Die Atemspende, die als Mund-zu-Mund- oder als Mund-zu-Nase-Beatmung oder auch als Mund-zu-Tubus-Beatmung angewendet werden kann, erfüllt besser als ältere Methoden der künstlichen Beatmung in der Ersten Hilfe die Forderung, daß gleichzeitig mit der Beatmung die Atemwege freigehalten werden müssen.

Bei der Atemspende bläst der Arzt seine Ausatemluft in die Lunge des Patienten. Da die Ausatemluft eines gewöhnlichen Atemzuges noch 16% Sauerstoff enthält, und da der Helfer bei der Atemspende praktisch immer hyperventiliert, wodurch in der Ausatemluft der Sauerstoffanteil herauf- und der Kohlensäuregehalt herabgesetzt werden, bekommt der Patient ein Luftgemisch zugeführt, das für seine Atmung ausreicht.

3.7.5.   *Die Technik der Atemspende*

1. Der Patient liegt auf dem Rücken mit einem festen Polster unter den Schultern, so daß der Kopf nach hinten überhängt. Der Arzt neben dem Kopf des Patienten drückt mit einer Hand dessen Kinn nach oben-cranial, so daß der Kopf maximal überstreckt wird. Die andere Hand unterstützt die Reklination des Kopfes durch Druck auf die Stirn.

Soweit ist die Technik für die Mund-zu-Mund- und für die Mund-zu-Nase-Beatmung gleich.

2. Bei der *Mund-zu-Nase-Beatmung* umschließt der Arzt den Naseneingang des Patienten dicht mit den Lippen und bläst seine Ausatemluft in die Nase des Kranken. Dessen Mund muß dabei geschlossen sein.

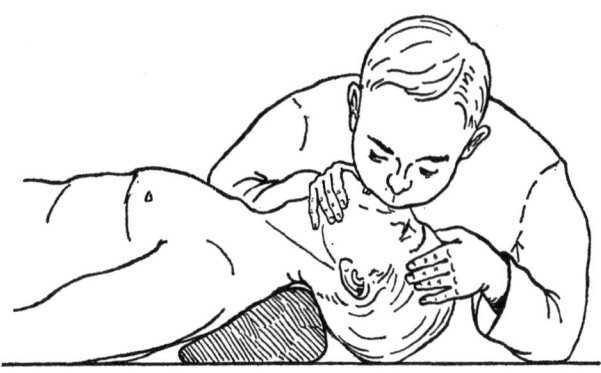

Abb. 14. Mund-zu-Nase-Beatmung

Man kann ein Mullstück oder Taschentuch über die Nase legen, um eine direkte Berührung zu vermeiden. Ist die Nase durchgängig und sind die Atemwege frei, so hebt sich der Brustkorb des Kranken während der Beatmung deutlich.

Jetzt gibt der Arzt die Nase des Kranken frei, holt selbst wieder tief Luft und wiederholt die Beatmung in derselben Weise 16mal in der Minute.

Die Mund-zu-Nase-Beatmung geht erstaunlich leicht, besonders beim Kind. Der Arzt hat ein gutes Gefühl dafür, ob seine Ausatemluft ungehindert in die Lunge des Kranken einströmt oder ob sich Hindernisse in den Luftwegen befinden.

3. Bei der *Mund-zu-Mund-Beatmung* muß die Nase des Patienten verschlossen und sein Mund geöffnet werden.

Zur Öffnung des Mundes des Patienten genügt es, seine Unterlippe mit dem Daumen der Hand, die das Kinn hält, herunterzuziehen. Der Kopf bleibt dabei rekliniert. Der Arzt bläst seine Ausatemluft in den geöffneten Mund des Kranken und verschließt dabei dessen Nase mit seiner Wange. Geht das nicht, so wird die Nase des Kranken mit den Fingern der Hand zugehalten, die auf seiner Stirn liegt.

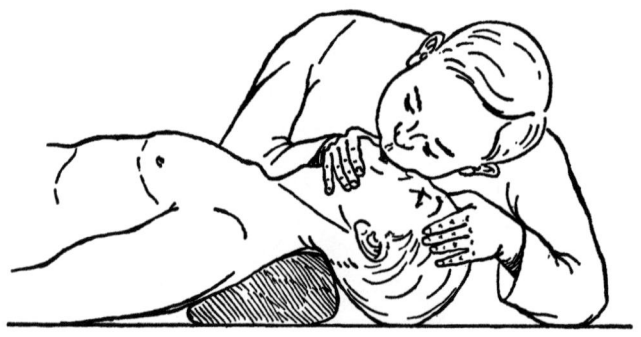

Abb. 15. Mund-zu-Mund-Beatmung

Auch hierbei wird der Mund anschließend zur Ausatmung freigegeben. Die Beatmung wird 16mal/min wiederholt. Ein über den Mund des Kranken gelegtes Tuch schützt auch hier vor der direkten Berührung.

Bei manchen Patienten, besonders bei solchen mit zahnlosen Kiefern, ist es manchmal nötig, nicht nur die Lippen, sondern die Kiefer ganz zu öffnen, damit die Luft in den Mund geblasen werden kann. Dabei ist besonders darauf zu achten, daß die Reklination des Kopfes nicht aufgegeben wird.

Den Erfolg der Beatmung sieht man an der Bewegung des Brustkorbes des Kranken.

Hebt sich der Brustkorb dabei nicht, so muß sofort nach *Fehlern* gesucht werden.

3.7.6. *Fehler bei der Beatmung*

1. Ist fremder Inhalt in den Atemwegen? Ist der Patient nicht intubiert, so kann noch während der Beatmung Mageninhalt, Blut usw. in die Trachea gelangen.
2. Ist der Kopf gut rekliniert und das Kinn vorn? Liegt ein festes Polster unter den Schultern?
3. Wird bei der Mund-zu-Mund-Beatmung die Nase und bei der Mund-zu-Nase-Beatmung der Mund des Patienten verschlossen?
4. Hat der Helfer das Gefühl, daß seine Atemluft ungehindert in die Lungen des Patienten einströmt oder fühlt er Widerstand?
5. Liegt der Endotrachealtubus in der Trachea und nicht im Oesophagus?

> Bei erfolgloser Beatmung hat es sich bewährt, noch einmal ganz von vorne anzufangen. Meist gelingt dann die Beatmung beim zweiten Versuch.

Man wird den Patienten also noch einmal regelrecht lagern, die Stellung des Kopfes und vor allem die des Unterkiefers exakt einstellen und die Beatmung wiederholen.

3.7.7. *Vergleich zwischen Mund-zu-Mund- und Mund-zu-Nase-Beatmung*

Bei freier Nasenpassage kann man mit beiden Techniken eine einwandfreie Beatmung erzielen, wenn man die Methoden einige Male am Phantom und am narkotisierten Patienten geübt hat. Wir bevorzugen die Mund-zu-Nase-Beatmung bei Kindern und bei Patienten mit kleinem Gesicht bzw. mit kleiner Nase. Außerdem ist diese Methode dann einfacher, wenn die oberen Luftwege nur bei maximaler Reklination des Kopfes frei bleiben. Für diese Reklination sind hier beide Hände frei. Die Mund-zu-Mund-Beatmung wird bei Erwachsenen mit großer Nase und außerdem dann angewendet, wenn die Nase nicht durchgängig ist (Verletzungen mit Nasenbluten, Choanalatresie, starke Septumdeviationen, Nasenpolypen, große Adenoide).

Bei beiden Methoden ist der Arzt gezwungen, gleichzeitig mit dem Einblasen der Luft zur Ventilation der Lungen auch die Atemwege des Patienten freizuhalten. Jede Verlegung der Atemwege merkt er sofort an dem erhöhten Widerstand gegen seine Beatmungsbemühungen und am Fehlen der Thoraxbewegungen. Diese gleichzeitigen und miteinander verbundenen Bemühungen um Ventilation und „freien Luftweg" sind der entscheidende Vorteil der „Atemspende" gegenüber den älteren Methoden der Ersten Hilfe.

3.7.8. *Übungen zur Beatmung*

Die beste Übung in den Beatmungsmethoden wird während der Ausbildung zum Anaesthesisten erlangt.

1. Austasten des Rachens und des Kehlkopfeinganges.
2. Absaugen des Rachens durch Mund und Nase.
3. Lagerung des Kopfes und Einstellen des Unterkiefers.
4. Mund-zu-Mund-Beatmung
5. Mund-zu-Nase-Beatmung
6. Einführung von Mund- und Nasentuben.
7. Direkte Laryngoskopie
8. Endotracheale Intubation
9. Beatmung mit Maske und Ruben-Beutel.
10. Kontrolle der Beatmung durch Beobachtung des Thorax und des Beatmungswiderstandes bei Intubation der Trachea einerseits und des Oesophagus andererseits.

3.8. Zusammenwirken bei äußerer Herzmassage und Beatmung

Erwünscht sind *drei Helfer:*
    1 Person für die äußere Herzmassage: 60mal/min,
    1 Person für die Beatmung: 16mal/min,
    1 Person für Pulskontrolle und zur Ablösung.

Bei *zwei Helfern:*
    1 Person für die Herzmassage,
    1 Person für Beatmung und Pulskontrolle.

Der Arzt ist mit dem Kranken *allein:*
15mal Herzmassage, dann 4mal Beatmung, dann wieder Herzmassage usw.

Es gibt Meinungsverschiedenheiten darüber, ob es zweckmäßig ist, äußere Herzmassage und Beatmung gleichzeitig oder alternierend durchzuführen.

Die Lunge schiebt sich während der Inspiration vor das Herz und wird durch die Thoraxkompression unter zusätzlichen Druck von außen gesetzt. Wird der Beatmungsdruck dabei aufrechterhalten, so kann die Lunge evtl. reißen, oder es wird Luft in den Magen gepreßt, falls der Patient nicht intubiert ist.

SAFAR empfiehlt, nur dann gleichzeitig zu komprimieren und zu beatmen, wenn der Patient endotracheal intubiert ist. Sonst soll nur die äußere Herzmassage während der Ausatemphase gegeben werden. Andere Autoren schlagen vor, nach 4 Beatmungen 15mal Herzmassage zu geben, wie es auch dann empfohlen wird, wenn der Helfer mit dem Kranken allein ist.

4. Die Wiederbelebung des Herzschlages

4.0.1. Das Ziel der Sofortbehandlung des „plötzlichen Herzstillstandes" ist es, die Zirkulation mit arterialisiertem Blut wiederherzustellen, und zwar so schnell wie möglich. Das gilt in gleicher Weise für die Asystolie wie für das Kammerflimmern. Da das Herz in beiden Fällen kein Blut mehr in die Blutbahn auswirft, sind die Sofortmaßnahmen in beiden Fällen dieselben.

Das weitere Ziel der Behandlung ist die Wiederbelebung der geordneten Herzaktion.

Bei der Asystolie befindet sich das Herz im Zustand der Ruhe. Es kommt darauf an, das Herz durch Medikamente oder den elektrischen Strom so anzuregen, daß es anschließend spontan und geordnet weiterschlägt.

Beim Kammerflimmern kontrahieren sich Gruppen von Herzmuskelfasern ganz unregelmäßig und unkoordiniert. Jede Herzmuskelfaser ist nach der Kontraktion für eine kurze Zeit refraktär, d. h. kann nicht sofort wieder erregt werden. Diese Refraktärperioden sind beim Kammerflimmern in den verschiedenen Fasergruppen zu ganz verschiedenen Zeiten beendet. Es kommt hier zunächst darauf an, die Refraktärperioden der verschiedenen Muskelfasergruppen zur selben Zeit enden zu lassen, damit anschließend auch alle Fasern gleichzeitig wiedererregt werden können. Es gibt zwei Möglichkeiten: Entweder bringt man das flimmernde Herz durch Herzgifte wie Kalium in den Zustand der Asystolie und behandelt dann die Asystolie. Oder man bringt durch einen kräftigen elektrischen Stromstoß möglichst viele Herzmuskelfasern zur selben Zeit zur Kontraktion. Für diese Fasern ist die Refraktärperiode dann auch zur selben Zeit beendet, und sie können nun koordiniert einem natürlichen oder künstlichen Schrittmacher folgen (vgl. auch Ziff. 4.1.9.).

4.0.2. Die wichtigste Voraussetzung für die Wiederbelebung der Herzaktion ist die Durchströmung des Herzmuskels mit arterialisiertem Blut durch die Kranzgefäße. Das gilt sowohl für Asystolie wie für Kammerflimmern und erfordert als erstes eine ausreichende Herzmassage, verbunden mit entsprechender Beatmung.

Nicht selten beginnt das Herz nach einigen Minuten Herzmassage und Beatmung wieder zu schlagen, ohne daß eine weitere Behandlung zum Start der Herzaktion notwendig ist.

4.0.3. Die Besserung im Zustand des Herzmuskels kann man bei offenem Thorax am Herzen selbst erkennen:

Das zunächst schlaffe, blasse oder bläuliche Herz wird mehr rot und fühlt sich fester an.

Das Kammerflimmern, das nach längerer Kreislaufunterbrechung feinschlägig und manchmal durch das geschlossene Perikard nicht zu erkennen ist, wird gröber und deutlicher.

Diese erkennbare Besserung in der Durchblutung des Herzmuskels zeigt den Zeitpunkt für einen Versuch an, die Herzaktion pharmakologisch oder elektrisch wieder in Gang zu bringen.

Umgekehrt weisen eine zunehmende Erschlaffung und Cyanose des Herzens und ein feiner werdendes Kammerflimmern auf zunehmende Durchblutungsnot des Herzmuskels hin. Dieser Zustand erfordert in erster Linie ganz dringend eine Verbesserung der

Wirkung von Herzmassage und Beatmung und erst in zweiter Linie Medikamente.

4.1.0. Kommt es allein durch Herzmassage und Beatmung nicht zum Wiedereinsetzen des Herzschlages, so kann jetzt eine Reihe von medikamentösen und physikalischen Maßnahmen angewendet werden, die hier zunächst kurz im Zusammenhang besprochen werden soll.

Zeitlich an erster Stelle und beinahe noch zur Sofortbehandlung gehörig sind Maßnahmen zur Bekämpfung der metabolischen Acidose zu nennen.

4.1.1. *Die metabolische Acidose beim Herzstillstand*

Während des Kreislaufstillstandes bildet sich im Organismus eine metabolische Acidose, und damit natürlich auch im Herzmuskel selbst. Diese Acidose wird um so stärker, je länger der Kreislaufstillstand dauert und nimmt auch während der Herzmassage noch zu.

Im Zustand der Acidose ist die Wiederbelebung der Herzaktion erschwert. Vasopressoren und Calcium wirken schwächer, und die elektrische Defibrillation ist schwieriger (THOMSEN).

Eine Ursache der metabolischen Acidose ist die fehlende Durchströmung des Gewebes. Die sauren Stoffwechselprodukte werden nicht abtransportiert. Wegen des Sauerstoffmangels im Kreislaufstillstand geht die Glykolyse auf anaerobem Wege vor sich. Daher entstehen außerdem vermehrt saure Stoffwechselschlacken.

Es wird empfohlen, sofort mit Beginn der Behandlung Natriumbicarbonat zu infundieren. Man gibt beim Erwachsenen sofort 60 mval und anschließend alle 5 min 20 mval. Diese Pufferlösungen werden dann durch die Herzmassage in die Kranzgefäße gebracht und wirken dort gegen die Acidose des Herzmuskels.

Da die isotonische 1,4%ige $NaHCO_3$-Lösung ein zu großes Flüssigkeitsvolumen erfordern würde, nimmt man stark hypertone Lösungen, die jedoch intravenös vertragen werden. Von der 8,4%igen molaren Natriumbicarbonatlösung sind 60 mval gleich 60 ml und 20 mval gleich 20 ml.

Auch während der Oxygenisierung des Blutes bei der Beatmung nimmt die Acidose noch zu, da das O_2-Hämoglobin eine 70mal stärkere Säure ist als das reduzierte Hgb. Die Zufuhr von Pufferlösung darf daher nicht zu früh beendet werden (WOESTIJNE). Andererseits kann man auch nicht unbegrenzt Pufferlösungen zuführen, insbesondere nicht, solange die Nieren noch nicht wieder ausreichend ausscheiden. Man muß auch daran denken, daß die Pufferlösungen das H^+-Ion, das schließlich die Acidose bewirkt, nicht eliminieren, sondern gewissermaßen nur verstecken, indem sie es in Verbindungen aufnehmen, die nicht so stark dissoziiert sind. Es ist wertvoll, wenn man bei diesen Patienten pH, Standard-Bicarbonat und P_{CO_2} bestimmen kann.

4.1.2. *Adrenalin* (Epinephrin, Suprarenin)

Schon lange, bevor die Herzmassage in die Klinik eingeführt wurde, injizierte man beim Herzstillstand Adrenalin intrakardial. Manchmal begann das Herz dann wieder zu schlagen, aber gelegentlich löste die Adrenalininjektion Herzkammerflimmern aus. Daher geriet die intrakardiale Adrenalininjektion eine Zeitlang in Mißkredit. Sie setzte sich aber rasch wieder durch, als man die Möglichkeit hatte, das Kammerflimmern durch elektrische Defibrillation wieder zu beseitigen. Neuerdings wird von einigen Autoren (z. B. FLECKENSTEIN) das Isoproterenol vorgezogen.

Adrenalin fördert die nomotope Reizbildung im Sinusknoten. Am stillstehenden Herzen können daher die Kontraktionen wieder beginnen. Adrenalin begünstigt aber auch die heterope Reizbildung in anderen Teilen des Herzens. Das kann zur Bildung ektopischer Foci und damit zu Extrasystolen und zum Kammerflimmern führen.

Adrenalin wirkt direkt auf Reizleitungssystem und Myokard. Dabei erleichtert es die Erregungsleitung und verstärkt die Herzkontraktion. Bei der üblichen Dosierung werden die peripheren Gefäße verengt, die Herzkranzgefäße dagegen nicht.

Stoffwechsel und Sauerstoffverbrauch des Herzens werden unter Adrenalin erhöht. In der Leber wird Glykogen mobilisiert, womit ein Austritt von Kalium aus der Zelle verbunden ist. Die Folge ist eine Erhöhung des Kaliumspiegels im Lebervenenblut, das auf kürzestem Wege ins Herz gelangt.

Zur Herzwiederbelebung wird Adrenalin erstens bei der Asystolie gegeben, um die Herzaktion wieder in Gang zu bringen.

Zweitens wird Adrenalin aber auch beim Kammerflimmern angewandt (STEPHENSON), um die Flimmerbewegungen der Herzmuskelfasern gröber, kräftiger und langsamer werden zu lassen und so die elektrische Defibrillation zu erleichtern.

1—2 ml einer Adrenalin-Lösung 1:10 000 ($= 100$—200 γ) werden intrakardial injiziert. Das Herz muß anschließend massiert werden, um das adrenalin-haltige Blut über die Coronar-Arterien in die Herzmuskulatur zu bringen.

4.1.3. *Isoproterenol* (Aludrin, Alupent) *

Während Adrenalin neben den im Herzen gelegenen β-Receptoren des Sympathicus auch die α-Receptoren der peripheren Gefäße stimuliert, wirkt Isoproterenol nur stimulierend auf die β-Receptoren.

Isoproterenol fördert die Reizbildung im Herzen und begünstigt die Erregungsfortleitung. Die Kontraktionen des Herzmuskels werden kräftiger. Die Gefahr eines Kammerflimmerns ist geringer als beim Adrenalin. Die Erweiterung der peripheren Gefäße verhindert zwar die für viele Organe so schädliche Vasokonstriktion (Niere, Leber, Darm), kann aber zur Blutdrucksenkung durch Verminderung der peripheren Widerstände führen. Im Gegensatz zu Adrenalin mobilisiert Isoproterenol kein Glykogen in der Leber und erhöht daher auch nicht den Plasma-Kalium-Spiegel.

Auch Isoproterenol kann sowohl während der Asystolie als auch beim Kammerflimmern gegeben werden. Man injiziert intrakardial 1—2 ml einer Lösung 1:20 000 ($= 50$—100 γ). Das Herz wird anschließend massiert.

4.1.4. *Noradrenalin* (Arterenol)

Das Noradrenalin, das vorwiegend die α-Receptoren der peripheren Gefäße stimuliert und eine kräftige Vasokonstriktion hervorruft, wird in der Phase der eigentlichen Herzwiederbele-

---

* Die exakte internationale Kurzbezeichnung für Aludrin ist Isoprenalin, für Alupent Orciprenalin. Beide Stoffe sind isomer zueinander und in ihrer Wirkung sehr ähnlich.

bung kaum angewendet. Dagegen wird es nicht selten in der Nachbehandlungsphase benötigt, da nach Herzstillständen hartnäckige Hypotonien auftreten können, die durch Volumensubstitution und Unterstützung der Herzkontraktion nicht immer zu beherrschen sind.

4.1.5. *Calcium*

Calcium ist ein Antagonist des Kalium. Seine Herzwirkung hängt vom Verhältnis Calcium/Kalium ab. Calcium ist also besonders dann angezeigt, wenn der Herzstillstand auf eine Hyperkaliämie zurückgeführt werden kann (zu rasche Infusion von KCl-Lösung, massive Transfusionen von Blutkonserven). Hier kann Calcium die Herztätigkeit wieder in Gang setzen, es erhöht die Kontraktionskraft des Herzens und verbessert die Erregungsfortleitung. Ist der Kalium-Spiegel dagegen niedrig, so können Calcium-Injektionen Kammerflimmern hervorrufen.

In Deutschland gibt man meist Calcium-Gluconat. Intrakardial werden 2—4 ml der $10^0/0$igen Lösung injiziert. Das Calciumchlorid ist dreimal so stark wirksam und muß daher entsprechend niedriger dosiert werden.

4.1.6. *Digitalis*

Ähnlich wie das Noradrenalin wird Digitalis eher in der Nachbehandlungsphase angewandt als in der eigentlichen Herzwiederbelebung. Rasch wirkende Präparate (Strophanthin, Lanatosid C) werden bevorzugt. Vorsicht ist angezeigt, wenn der Herzstillstand durch Digitalis-Überdosierung verursacht sein könnte.

Die bisher besprochenen Stoffe sollen das Herz anregen, die Erregungsausbreitung fördern und die Kontraktionskraft des Herzens verbessern. In der Herzwiederbelebung werden außerdem Medikamente gebraucht, die eine übermäßige Erregbarkeit des Herzens dämpfen und damit ein Kammerflimmern verhindern oder beseitigen sollen.

4.1.7. *Procain (Novocain) und Procainamid*

Procain wird in der Herztherapie meist als Procainamid gegeben, das länger wirkt und die lokalanaesthetischen und zentral erregenden Eigenschaften des Procain nur in geringerem Maß besitzt. Procainamid wird intravenös gegeben: 0,2 g.

Ähnlich wie das Chinidin setzt Procainamid die Erregbarkeit des Herzens herab und vermindert die Erregungsausbreitung. Es wirkt daher dem Kammerflimmern entgegen. Ist andererseits Procainamid beim Kammerflimmern nicht wirksam, so ist es schwieriger, das Herz anschließend zu defibrillieren. Die Flimmerbewegungen werden schwächer. Gibt man jetzt Adrenalin, so werden die Fibrillationen wieder kräftiger, und die elektrische Defibrillation wird erleichtert.

4.1.8. *Kalium*

Kalium kann einen Herzstillstand hervorrufen. Es kann auch ein flimmerndes Herz in Asystolie überführen. Von der molaren 7,5%igen Kaliumchloridlösung verdünnt man 1 ml in 9 ml 0,85% Kochsalzlösung und injiziert davon 2—5 ml intrakardial. Das Herz wird anschließend massiert. Wenn nötig, gibt man weiter Kaliumchlorid, bis das Herz asystolisch ist. Anschließend wird versucht, durch intrakardiale Injektionen von Calcium-Gluconat die Asystolie wieder zu beheben. Dabei kann erneut Kammerflimmern auftreten.

Die sogenannte „pharmakologische Defibrillierung" durch Kalium, Procain, Chinidin oder Papaverin ist heute durch die elektrische Defibrillierung verdrängt worden und kommt nur dann in Betracht, wenn diese aus irgendwelchen Gründen nicht möglich ist.

4.1.9. *Der elektrische Strom in der Herzwiederbelebung*

Die Anwendung des elektrischen Stromstoßes auf das Herz mit dem Ziel, ein stillstehendes Herz zur Kontraktion zu bringen, ein flimmerndes Herz zu defibrillieren und schließlich den spontanen Herzschlag zu beeinflussen, geht auf Untersuchungen zurück, die vor 100 Jahren gemacht wurden. Etwa in den letzten 10 Jahren wurde die praktische Anwendung des elektrischen Stromes am menschlichen Herzen immer mehr erweitert. Dazu trug zunächst die elektrische Defibrillierung im Zusammenhang mit der Herzchirurgie bei, dann die chirurgische Implantation von elektrischen Schrittmachern und schließlich die Anwendung von Defibrillationsströmen durch den geschlossenen Thorax hindurch und von Schrittmachern, die entweder ebenfalls transthorakal angewendet oder auch durch eine Vene bis ins Herz vorgeschoben wurden.

In der Notfallsituation des „plötzlichen Herzstillstandes" besteht die wichtigste Anwendung des elektrischen Stromes in der inneren oder äußeren Defibrillation des Kammerflimmerns.

Der elektrische Strom kann die Herzzellmembran zur Depolarisation und die Herzmuskulatur zur Kontraktion bringen. Je nach der Intensität des Stromstoßes kontrahiert sich entweder die gesamte, nicht refraktäre Herzmuskulatur auf einmal oder bei geringerer Stärke nur in einem umschriebenen Bezirk.

Kontrahiert sich die gesamte Herz-Muskulatur zugleich, so werden auch alle Muskelfasern zur selben Zeit refraktär und dann auch wieder gleichzeitig ansprechbar für den Reiz eines Schrittmachers. Solche Stromstöße werden zur Defibrillation des Herzkammerflimmerns benutzt.

Beim Kammerflimmern ist ein Teil der Herzmuskelfasern refraktär, ein anderer erregbar. Man nimmt an, daß die erregbaren Fasern bei Beginn des Stromstoßes zur Kontraktion gebracht werden. Bei den refraktären Fasern erhöht sich unter dem Stromeinfluß das Membranpotential, und sie können durch die Beendigung des Stromstoßes erregt werden. Ist der Stromstoß sehr kurz (wenige Millisekunden), so ist die Refraktärperiode anschließend bei allen Fasern etwa zur gleichen Zeit beendet, und sie können nun alle gleichzeitig erregt werden (TRAUTWEIN).

Kontrahiert sich nur eine kleine umschriebene Stelle infolge eines schwachen Stromstoßes, so kann diese Stelle die Kontraktion der ganzen Herzmuskulatur anregen, da jede Stelle der Herzwand zum Schrittmacher für das ganze Herz werden kann. Ein elektrischer Schrittmacher wird benötigt, wenn kein natürlicher Schrittmacher im Herzen tätig ist, in unserem Falle also bei der Asystolie, die trotz Herzmassage und Beatmung bestehen bleibt.

Damit das Herz dem elektrischen Schrittmacher zu folgen vermag, muß es ausreichend mit Sauerstoff versorgt sein. Herzmassage und Beatmung gehen also der Anwendung des Schrittmachers voraus, falls dieser nicht unmittelbar im Anschluß an den Herzstillstand eingeschaltet werden kann.

Schließlich kann ein elektrischer Stromstoß ein schlagendes Herz zum Kammerflimmern bringen wie beim elektrischen Unfall. Diese Möglichkeit besteht bei der Herzwiederbelebung natürlich auch, wenn z. B. ein schwach schlagendes Herz Stromstöße erhält. Es kann dadurch in Kammerflimmern übergehen, das dann sofort entsprechend behandelt werden muß. Am Ende der Systole liegt die „vulnerable Phase" des Herzens (WIGGERS), in der elektrische und auch mechanische Reize leichter Kammerflimmern auslösen. Im EKG fällt diese Phase in den Bereich der T-Welle.

Man kann sowohl das flimmernde als auch das asystolische Herz mit Stromstößen behandeln, die das ganze Herz zur Kontraktion bringen, also mit Stromstößen wie zur Defibrillation. Sowohl beim Kammerflimmern wie bei der Asystolie kommt es dann, falls das Herz bei letzterer noch anspricht, zur Kontraktion des ganzen Herzens und im günstigen Fall nach Beendigung der Refraktärphase zu geordneten Herzaktionen unter der Wirkung eines natürlichen Schrittmachers. Eine Differentialdiagnose zwischen Kammerflimmern und Asystolie, die am geschlossenen Thorax nur durch das EKG möglich ist, braucht daher nicht unbedingt abgewartet zu werden.

Zur elektrischen Defibrillation muß ein Strom von 1—5 Amp. durch das Herz fließen. Da die Widerstände bei der Anwendung am offenen oder geschlossenen Thorax ganz verschieden sind, müssen auch ganz verschiedene Spannungen verwendet werden. Die älteren Defibrillatoren arbeiteten mit Wechselstrom. Die modernen Geräte verwenden Gleichstrom, wobei Kondensatorentladungen Stromstöße von besonders kurzer Dauer ergeben. Eingestellt wird meist die elektrische Energie oder Arbeit (in Wattsekunden), die das Gerät bei dem Stromstoß abgeben soll. Zur inneren Defibrillierung werden etwa 20—75 Wattsec, zur äußeren 50 bis 400 Wattsec benötigt. Bei anderen Geräten wird die elektrische Spannung in Volt eingestellt und die abgegebene Stromstärke mit einem Ampèremeter gemessen.

4.2. Vorbemerkungen zur Praxis der Wiederbelebung des Herzschlages

4.2.1.

> Für die ganze Sofortbehandlung des „plötzlichen Herzstillstandes" ist es gleichgültig, ob Asystolie oder Kammerflimmern vorliegt. Die Sofortbehandlung ist dieselbe.

Für die Wiederherstellung der spontanen Herzaktion ist es dagegen vorteilhaft zu wissen, welche Form des Herzstillstandes vorliegt, da die weitere Behandlung verschieden ist. Bei der Asystolie soll der Herzschlag in Gang gesetzt werden. Dazu werden in erster Linie Medikamente benutzt. Bei Kammerflimmern steht die Defibrillierung an erster Stelle, die durch den elektrischen Stromstoß versucht wird.

4.2.2. Die Pathogenese des Kammerflimmerns ist kompliziert und nicht in allen Einzelheiten geklärt. Anders als die Asystolie hat das Kammerflimmern einen Ablauf, eine Änderung in der Zeit im Zusammenhang mit der immer stärker werdenden Stoffwechselstörung des Herzens. Er reicht von groben, relativ langsamen Zuckungen (600/min), die überall am Herzen zu sehen sind, über feine, schnelle Bewegungen (bis 1200/min) bis zu schwachen, wieder langsameren Zitterbewegungen (400/min), die nur noch an einzelnen Stellen auftreten, um schließlich ganz zu erlöschen. Die groben Zuckungen erkennt man auch durch das geschlossene Perikard hindurch, die schwächeren eventuell nicht.

Manchmal ist die Unterscheidung zwischen grobschlägigem Kammerflimmern und einer schnellen absoluten Arrhythmie mit dem Auge nicht ganz einfach. Die Entscheidung bringt das EKG, das bei der Arrhythmie Kammerkomplexe zeigt, die beim Flimmern fehlen.

4.2.3. Am *geschlossenen Thorax* ist die Differentialdiagnose zwischen Asystolie und Kammerflimmern nur durch das EKG möglich. Bei der Asystolie ist das EKG stumm. Beim Kammerflimmern zeigt es eine ganz unregelmäßige Folge von verschieden großen Aktionsströmen, die keine Ähnlichkeit mit einem normalen EKG mehr haben.

4.2.4. Ist bei geschlossenem Thorax die Unterscheidung zwischen Asystolie und Kammerflimmern nicht zu treffen, weil kein EKG abgenommen werden kann, so wurde bis vor kurzem die Meinung vertreten, daß man jetzt den Thorax eröffnen müsse, um die Differentialdiagnose zu stellen. Inzwischen hat sich gezeigt, daß es in diesem Falle günstiger ist, zunächst das Herz bei geschlossenem Thorax wie beim Kammerflimmern mit Stromstößen zur elektrischen Defibrillation zu behandeln. Diese Stromstöße bringen auch das asystolische Herz häufig wieder zur spontanen Aktion.*

4.2.5. Die Aussichten auf dauernde Wiederherstellung der Herzaktion sind verschieden, je nach Ursache und Dauer der Kreislaufunterbrechung, je nach Konstitution des Patienten, aber auch je nach dem Können des Arztes. Am günstigsten sind Herzstillstände durch Vaguserregung (reflektorische Herzhemmung) bei jungen Patienten, falls sie sofort behandelt werden. Manchmal beginnt das Herz auf den ersten Reiz oder auf die erste Thoraxkompression wieder zu schlagen.

Beim Kammerflimmern sind die Aussichten auf eine rasche Wiederherstellung der Herzaktion in den ersten 15 sec nach Flimmerbeginn am günstigsten. Es genügt fast immer ein elektrischer Stromstoß. Später ist vorherige Herzmassage erforderlich.

4.3. Praktisches Vorgehen bei der Asystolie

(Die Behandlung
ist am offenen wie am geschlossenen Thorax dieselbe)

1. *Herzmassage* und *Beatmung*, um arterialisiertes Blut in die Herzkranzgefäße zu bringen.
2. *Natrium-Bicarbonat* i.v. (vgl. Ziff. 4.1.1.), um die metabolische Acidose zu mildern.

---

* Vgl. auch Fußnote zu Ziff. 4.6.

Anschließend Startversuch mit Calcium, Adrenalin oder Isoproterenol*, **.

3. *Calcium gluconicum* 10%ig 5—10 ml i.v. oder 3—5 ml intrakardial.
4. *Fortsetzung der Herzmassage,* um das Calcium in die Herzkranzgefäße zu bringen.

Kontrahiert sich das Herz innerhalb von 2 min nicht, so kann die Behandlung Ziff. 1.—4. ein- bis zweimal wiederholt werden.
Anstatt oder nach dem Calcium kann

5. *Adrenalin* gegeben werden. Nach Herzmassage, Beatmung und Pufferlösung injiziert man intrakardial oder intravenös von einer Adrenalin-Lösung 1 : 10 000 1—2 ml.

Auch hier ist anschließend wieder Herzmassage notwendig.
Auch die Adrenalin-Injektion muß evtl. mehrfach wiederholt werden, falls das Herz nicht innerhalb von 2—5 min anspringt.

6. *Isoproterenol* (Alupent) wird von manchen Autoren dem Adrenalin vorgezogen.

   Von einer Alupent-Lösung 1 : 20 000 injiziert man 1—2 ml intrakardial und verfährt im übrigen genauso wie beim Adrenalin.
7. Bleibt das Herz in Asystolie, so wird man immer wieder Herzmassage und Beatmung zu verbessern suchen und wiederholt Pufferlösungen infundieren.
8. Kommt man mit den genannten Medikamenten nicht zum Ziel, so kann man elektrische Schrittmacherimpulse aus einem geeigneten Gerät anwenden, um Kontraktionen des Herzmuskels hervorzurufen**). Anschließend muß man eventuell weiter mit den genannten Medikamenten arbeiten.

Solange die Herzmassage einen tastbaren Carotispuls erzeugt, die Hautfarbe des Patienten gut ist, die Pupillen eng sind, wird man die Versuche, den Herzstillstand zu beheben, nicht aufgeben.

---

* Neuerdings wird auch empfohlen, jetzt zunächst zum Start der Herzaktion elektrische Stromstöße in Form von Schrittmacherimpulsen zu geben.

** Die zur Schrittmacherstimulierung erforderlichen Elektroden und elektrischen Energien sind am offenen bzw. am geschlossenen Thorax verschieden und werden am einfachsten in der Gebrauchsanweisung des Gerätes nachgelesen.

9. Kommt das Herz in Gang und ist der Herzschlag zunächst schwach, so muß er manuell unterstützt werden. Es kommt also eine „assistierende Herzmassage" in Frage, ähnlich wie die „assistierende Beatmung" bei unzureichender Spontanatmung.

Allerdings ist es hier noch schwieriger, sich dem Rhythmus des Herzens anzupassen. Bei kräftigeren Schlägen soll nicht mehr massiert werden, da dann das Schlagvolumen des Herzens nur absinkt.

Medikamentös kann das schwach schlagende Herz durch Calcium, Adrenalin oder Strophanthin gestützt werden.

> Das wiederbelebte Herz muß genügend lange beobachtet werden.

4.4.–4.5. Behandlung des Kammerflimmerns

Läßt sich das Kammerflimmern nicht durch Herzmassage und Beatmung in eine geordnete Herzaktion überleiten, dann muß das Herz defibrilliert werden.

4.4. Praktisches Vorgehen beim Kammerflimmern am offenen Thorax

1. *Herzmassage und Beatmung,* um den Herzkranzgefäßen arterialisiertes Blut zuzuführen.
   In dieser Zeit Vorbereitung des Defibrillations-Gerätes.
2. Infusion von *Natriumbicarbonat* (vgl. Ziff. 4.1.1.) gegen die metabolische Azidose.
   Dabei *Beobachtung des Herzens:*
   Werden Tonus und Farbe besser, und wird das Kammerflimmern grobschlägiger, dann ist es Zeit zur Defibrillation. Werden dagegen Tonus und Farbe schlechter und das Flimmern feinschlägiger, so müssen zunächst Herzmassage und Beatmung verbessert werden.
3. Zur *elektrischen Defibrillation* werden die Löffelelektroden so plaziert, daß eine an der Hinterwand, die andere an der Vorderwand des Herzens liegt. Die Elektroden sollen möglichst

viel Kammerwand bedecken, dem Epikard fest aufliegen und sich gegenseitig nicht berühren.

Die Elektroden werden entweder in Mullkompressen eingeschlagen, die mit Kochsalzlösung befeuchtet sind, oder werden selbst vorher in Kochsalzlösung getaucht.

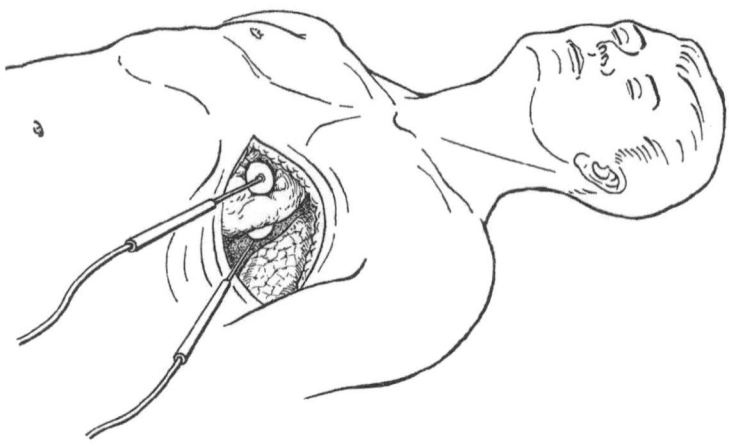

Abb. 16. Elektrische Defibrillierung am freiliegenden Herzen. (Die Löffelelektroden sind mit feuchten Kompressen umwickelt. Alle Instrumente werden aus der Wunde entfernt.) (Unter Benutzung einer Abbildung aus MILSTEIN, B. B.: „Cardiac arrest and resuscitation". London: Lloyd-Luke 1963)

4. Während des Stromstoßes soll niemand den Patienten berühren, da die Gefahr eines elektrischen Schlages besteht. Soweit wie möglich werden die Instrumente aus der Wunde entfernt.
5. Nun werden die Löffelelektroden fest gegen das Herz gepreßt, und es wird ein Stromstoß von 20—30 Wattsec ausgelöst.
   Während des Stromstoßes zucken Herz- und Skeletmuskulatur des Kranken kräftig.
6. War der Defibrillationsversuch unwirksam, geht also das Kammerflimmern weiter, so wird nach erneuter Herzmassage, Beatmung und Infusion von Na-Bicarbonat ein weiterer Stromstoß gegeben, wobei die elektrische Energie erhöht werden kann (bis auf 75 Wattsec).
   Reicht auch das nicht zur Defibrillierung aus, so kann man mit manchen Geräten Serien von Stromstößen hintereinander ge-

ben. Das sind 3—6 Stromstöße mit jeweils 1—2 sec Pause dazwischen. Hat man kein solches Gerät, so gibt man 3 Stromstöße von mittlerer Energie, so rasch sie das Gerät hintereinander hergibt.

Bleibt das Herz trotz Massage und Beatmung schlaff, so injiziert man Adrenalin oder Alupent intrakardial (nicht in den Herzmuskel!) und wiederholt die Behandlung.

7. War die *Defibrillierung erfolgreich,* so geht das Herz manchmal sofort zu geordneten Kontraktionen über, die zunächst noch arrhythmisch sein können.

Häufiger kommt es vorübergehend zur Asystolie. Dann soll man 15—20 sec abwarten, ob der Herzschlag einsetzt. In dieser Zeit kommt es sehr leicht erneut zum Kammerflimmern, wenn das Herz gereizt wird. Es soll daher jetzt nicht berührt werden. Die Elektroden werden ganz vorsichtig entfernt.

Setzt der Herzschlag innerhalb dieser 20 sec nicht ein, so wird das Herz wieder massiert, die Lunge beatmet, und es wird die Asystolie behandelt (vgl. Ziff. 4.3.).

8. Ist der Herzschlag zunächst schwach, so muß das Herz durch Kompressionen manuell unterstützt werden. Nicht selten besteht zunächst eine absolute Arrhythmie mit Vorhofflimmern, das durch den elektrischen Stromstoß ausgelöst wurde.
9. Das wiederbelebte Herz muß lange genug beobachtet werden.

4.5. Praktisches Vorgehen beim Kammerflimmern am geschlossenen Thorax

Bei geschlossenem Thorax ist die Beobachtung des Herzens nur indirekt durch EKG, Puls, Blutdruck, Hautfarbe usw. möglich. Das Vorgehen ist grundsätzlich dasselbe wie beim freiliegenden Herzen, nur werden andere Elektroden und andere Spannungen verwandt.

1. Wieder stehen Herzmassage und Beatmung am Anfang.
2. Infusionen von Na-Bicarbonat (vgl. Ziff. 4.1.1.). Das Gerät wird in der Zwischenzeit vorbereitet.

3. Beobachtung von EKG, Puls, Blutdruck, Hautfarbe, Pupillen. Wird das Flimmern schwächer, zeigen die übrigen Zeichen eine Verschlechterung an, so müssen zunächst Herzmassage und Beatmung verbessert werden.
   Wird das Flimmern gröber, zeigen die übrigen Zeichen Besserung an, so wird defibrilliert.
4. Die breitflächigen externen Elektroden werden so angelegt, daß eine über dem Manubrium sterni, die andere an der seitlichen Thoraxwand in der Gegend des Herzspitzenstoßes zu

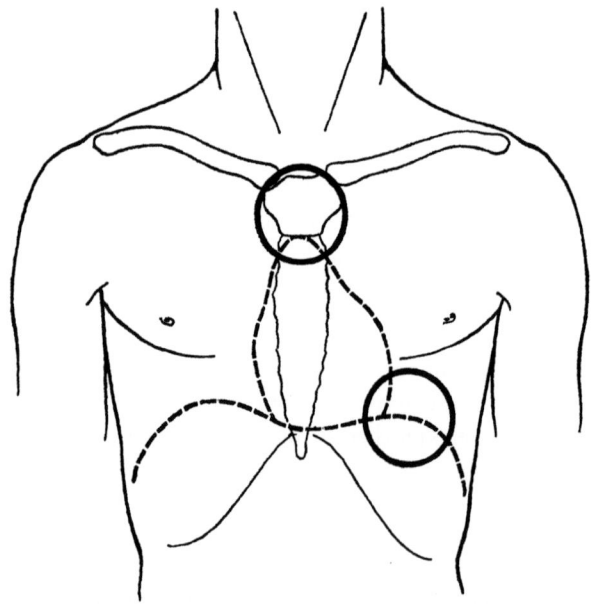

Abb. 17. Externe Defibrillierung. Plazierung der Elektroden

liegen kommt. Die Haut wird an den betreffenden Stellen dick mit Elektrodenpaste eingeschmiert, damit die Elektroden guten Kontakt haben und der elektrische Hautwiderstand verringert wird.
Bei der externen Defibrillation ist die Gefahr eines elektrischen Schlages durch Berührung des Patienten wegen der wesentlich höheren Spannung noch größer. Der Patient darf also während des Stromstoßes von niemandem berührt werden.

5. Der erste Stromstoß wird mit 50—200 Wattsec (je nach Beschaffenheit des Thorax) gegeben. Die Elektroden werden dabei möglichst kräftig gegen die Thoraxwand gepreßt.
6. War die Defibrillation unwirksam, so wird in gleicher Weise wie bei der internen Anwendung die elektrische Energie erhöht (bis auf 400 Wattsec), und schließlich werden Serien von Stromstößen gegeben.

Die weitere Beobachtung und Behandlung ist unter „Vorgehen am offenen Thorax" nachzulesen (Ziff. 4.4.).

4.6. Schließlich noch das praktische Vorgehen beim *Herzstillstand am geschlossenen Thorax*, wenn keine Möglichkeit besteht, zwischen Asystolie und Kammerflimmern zu differenzieren (Fehlen eines EKG).

1. Herzmassage, Beatmung, Pufferlösung i.v.
2. Inzwischen Vorbereitung des Gerätes zur externen Defibrillation*.
3. Einschmieren der Haut über dem Manubrium sterni und über der Herzspitze mit Elektrodenpaste.
4. Kräftiges Aufsetzen der Elektroden für die äußere Defibrillation. Keine Hand berührt mehr den Patienten.
5. Stromstoß zur äußeren Defibrillation.
6. Sofortige Pulskontrolle. Ist nach 15 sec kein Puls tastbar, Fortsetzung von Herzmassage, Beatmung und Infusion von Pufferlösung.
7. Entweder Wiederholung des elektrischen Stromstoßes oder
8. intrakardiale Injektion von Adrenalin oder Alupent. Anschließend wieder Herzmassage und Beatmung.
9. Eventuell Wiederholung des elektrischen Stromstoßes.

Erzielt man mit dieser Behandlung keinen Erfolg, so soll, wenn möglich, der Thorax zur Inspektion des Herzens eröffnet werden.

---

* Auch hier wenden wir zur Zeit zunächst den elektrischen Schrittmacher über externe oder auch über Perikard-Elektroden an und geben Stromstöße zur Defibrillation erst dann, wenn der Schrittmacher wirkungslos bleibt.

4.7. Die pharmakologische Defibrillation

Die pharmakologische Defibrillation kommt bei den hier betrachteten Fällen von Kammerflimmern nur in Betracht, wenn elektrische Defibrillatoren entweder nicht erreichbar sind oder erfolglos blieben.

4.7.1. *Kaliumchlorid* führt in genügend hoher Dosis zur Asystolie, auch beim Kammerflimmern. Empfohlen werden 2—5 ml einer 0,75%igen Lösung intrakardial. Das ist eine Verdünnung 1 : 10 der üblichen molaren 7,5%igen Lösung. Man wird mit einer kleinen Dosis anfangen und während der anschließenden Herzmassage, die das Kalium in die Coronarien befördern soll, die Aorta thoracalis komprimieren, falls der Thorax offen ist (Ziff. 3.5.2.). Die Injektion von Kalium muß eventuell wiederholt werden.

Kommt es zur Asystolie, so gibt man in gleicher Weise 3 bis 5 ml Calcium gluconicum 10%ig, um die Kaliumwirkung wieder aufzuheben. Auch jetzt wird das Herz wieder massiert. Die Calciuminjektion muß man eventuell wiederholen. Gelegentlich tritt dabei erneut Kammerflimmern auf.

4.7.2. Auch *Procain* oder *Procainamid* kann zur Defibrillierung versucht werden: 50—100 mg Procain (gleich 2,5—5,0 ml der 2%igen Lösung) bzw. 100—200 mg Procainamid werden intrakardial injiziert. Gelingt die Defibrillation mit Procain nicht, so wird das Kammerflimmern schwächer, und die Aussichten für die elektrische Defibrillation werden schlechter. Durch eine intrakardiale Adrenalininjektion läßt sich dem entgegenwirken.

4.8. Die intrakardiale Injektionstechnik beim Herzstillstand

4.8.1.

> Während des Herzstillstandes können Medikamente nur dann im Blutstrom weitertransportiert werden, wenn durch Herzmassage eine Zirkulation aufrechterhalten wird.

Ist die Herzmassage wirksam, so wird auch ein intravenös gespritztes Medikament in die Coronarien gelangen, allerdings in größerer Verdünnung, als wenn es in den rechten oder gar in den linken Ventrikel injiziert wird.

> Für die intrakardiale Injektion ist es praktisch ausreichend, wenn man in den vorne und medial liegenden rechten Ventrikel injiziert.

4.8.2. Am *geschlossenen Thorax* erreicht man den rechten Ventrikel durch Injektion im 4. oder 5. Intercostalraum links neben dem Sternum. Die Nadel muß wenigstens 8 cm lang und so dick sein, daß sich mühelos Blut aspirieren läßt.

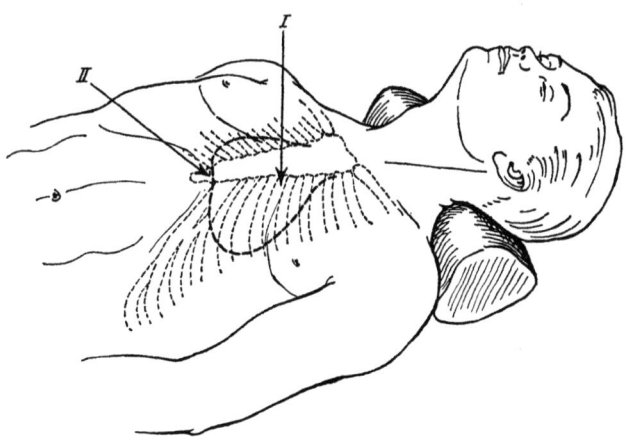

Abb. 18. Intrakardiale Injektionstechnik. I. Links parasternal im 4. Intercostalraum. II. Aus dem epigastrischen Winkel schräg nach links hinten cranial

> Während der Punktion des Herzens durch die Thoraxwand darf nicht beatmet werden, da sonst die Lunge verletzt werden kann.

4.8.3. Ein *weiterer Injektionsort* für die intrakardiale Injektion in den rechten Ventrikel ist der epigastrische Winkel. Mit 15 cm langer Nadel sticht man unterhalb des Xyphoids ein und schiebt die Kanüle nach links oben dorsal vor, bis sie den rechten Ventrikel erreicht, der dem Zwechfell breit aufliegt. Man vermeidet dabei die Pleura, und es kann während der Injektion vorsichtig weiter beatmet werden.

4.8.4. Am *offenen Thorax* kann man natürlich auch in den linken Ventrikel unter Sicht injizieren. Da die Ventrikelwand sehr dick ist, ist die Punktion nicht ganz einfach.

> Keinesfalls soll man in den *Herzmuskel* oder ins Septum injizieren, da das zum Kammerflimmern führen kann. Vor der Injektion soll also immer Blut aspiriert werden.

Es braucht wohl nicht erwähnt zu werden, daß Injektionen in die Skeletmuskulatur beim Herzstillstand wirkungslos sind, da während der Kreislaufunterbrechung nicht resorbiert wird und resorbierte Stoffe nicht weitertransportiert werden.

4.9. Übungen zur Wiederbelebung des Herzschlages
1. Punktion der rechten Herzkammer durch die Thoraxwand.
2. Punktion der rechten Herzkammer von Epigastrium aus.
3. Punktion der rechten und der linken Herzkammer am offenen Thorax.
4. Beurteilung von EKGs: Kammerflimmern, absolute Arrhythmie, Asystolie.
5. Vorbereitung des Defibrillators.
6. Anlegen der Elektroden zur inneren Defibrillation.
7. Anlegen der Elektroden zur äußeren Defibrillation.

5. Hinweise zur Weiterbehandlung des Kranken mit wiederbelebtem Herzen

5.1. Man ist immer wieder überrascht und erfreut, wie kräftig und auch wie regelmäßig das Herz kurz nach der Wiederbelebung oft schlägt. Nicht selten ist auch der arterielle Blutdruck zunächst befriedigend.

Trotzdem kommt es nicht selten nach einiger Zeit erneut zum Versagen — zu einem Rezidiv des Herzstillstandes, zum Kammerflimmern, zur schwer beeinflußbaren Hypotonie, zum Lungenödem. Eine Reihe anderer Organe kann nach dem Herzstillstand Schäden aufweisen.

5.2. Diese Häufung von Komplikationen hat mehrere Ursachen:
1. Schäden, die den Herzstillstand verursacht hatten und noch weiterwirken.
2. Schäden, die durch den Kreislaufstillstand an verschiedenen Organen aufgetreten sind.
3. Schäden als Folge der Behandlung des Herzstillstandes.

5.3. Der Grund für den häufig recht guten Zustand von Herz und Kreislauf unmittelbar nach der Wiederbelebung und für die ebenso häufige rasche Verschlechterung kurze Zeit später wird darin gesehen, daß in der Hypoxie während des Kreislaufstillstandes größere Mengen von Catecholaminen in das Blut gelangen. Bei Wiederaufnahme der Zirkulation wirken diese Stoffe auf Herz und Kreislauf. Sind sie nach kurzer Zeit verbraucht, so tritt rasch eine Verschlechterung ein.

Die Weiterbehandlung des wiederbelebten Herzens erfordert große Sorgfalt. Möglichst sollte ein erfahrener Kardiologe hinzugezogen werden. Hier müssen einige Hinweise genügen.

> Das Herz soll nach der Wiederbelebung ununterbrochen beobachtet werden.

1. Der offene Thorax wird erst verschlossen,
   wenn das Herz mindestens 30 min lang kräftig schlägt,
   wenn der arterielle Blutdruck mindestens 100 mm Hg beträgt,
   wenn sich an Pupillen, Spontanatmung und Bewußtseinszustand Zeichen der Besserung erkennen lassen.

2. Während und nach dem Thoraxverschluß sind ununterbrochen zu beobachten:
Puls, Atmung, Blutdruck, EKG, Temperatur.
Puls- und Blutdruck-Monitoren mit Alarmvorrichtung sind eine Hilfe.
Da die Behandlung eines *Rezidivs* im Operationssaal einfacher ist als auf der Station, soll der Patient nicht zu früh zurückverlegt werden.
3. Gelang die Herzwiederbelebung am geschlossenen Thorax, so ist dieselbe Überwachung erforderlich. Wegen der Rezidivhäufigkeit ist rechtzeitig an eine eventuell notwendig werdende *Thorakotomie* zu denken.
4. Unerläßlich ist ein lückenlos und sorgfältig geführtes *Protokoll*, aus dem alle Beobachtungen, Pflegemaßnahmen und Behandlungen zeitgerecht hervorgehen.
5. Wird der Kranke schließlich auf Station gelegt, so muß dieselbe Überwachung lückenlos weitergehen. Sie ist besonders für die Nachtzeit und für die Feiertage zu organisieren, da dann erfahrungsgemäß am ehesten Lücken in der Überwachung auftreten. Ein erfahrener und mit dem Zustand des Kranken vertrauter Arzt muß innerhalb von 2 min am Krankenbett sein können.
Das Bett des Kranken soll von allen Seiten gut zugänglich sein. Geräte zur Intubation und zur Beatmung sollen bereitliegen, ebenso Bretter zum Unterschieben bei einer eventuell notwendig werdenden äußeren Herzmassage. Die Unterbringung des Patienten auf einer „Intensiv-Pflegestation" ist ein großer Vorteil.

5.4. Bei der Weiterbehandlung des Kranken ist in erster Linie zu denken:

1. an das *Herz*. In den ersten 48 Std ist die Gefahr eines Rezidivs und eines Herzversagens besonders groß.
2. an den *Kreislauf*. Nicht selten besteht anschließend ein Schock, der entsprechend behandelt werden muß.

3. an die *Atmung:* Auch wenn der Kranke Spontanatmung hat, kann sie ungenügend sein, und er bedarf dann assistierter Beatmung, am besten mit einem geeigneten Respirator.
4. an den *Stoffwechsel.* Die metabolische Acidose muß behandelt werden. Kohlenhydrathaltige Infusionen werden verabfolgt.

Zwei Organe zeigen besonders häufig Störungen:
5. *das Gehirn.* Mit einer Hirnschädigung muß bei jedem Herzstillstand gerechnet werden, sei sie auch vorübergehend und ohne massive neurologische Ausfälle. Bereits die Bewußtlosigkeit und der Atemstillstand können Ausdruck der cerebralen Schädigung sein. Beide Zustände bedürfen erfahrener Pflege und sorgfältiger Behandlung.
Möglichst rasch nach der Diagnose „plötzlicher Herzstillstand" soll der Hirnschaden behandelt werden. Häufig ist neben dehydrierenden Maßnahmen eine Unterkühlungsbehandlung erforderlich.
6. Die *Niere* kann durch die Kreislaufunterbrechung geschädigt sein und entscheidet nicht selten über das weitere Schicksal des Patienten. Die Behandlung entspricht derjenigen bei einer Nierenschädigung durch Schock.

5.5. Besondere Probleme, auf die hier nur hingedeutet werden kann, treten bei den Patienten auf, die Dauerschäden behalten. Bleiben die Kranken apnoisch oder erlangen sie das Bewußtsein nicht wieder, so sind sie fast immer in kurzer Zeit verloren. Anders ist es mit solchen Kranken, die lebensfähig sind, aber schwere neurologische Ausfälle behalten, wie spastische Lähmungen, Sprachstörungen, Lähmungen an den Sinnesorganen usw. Sie bedürfen neurologischer Spezialbehandlung, die evtl. jahrelang dauern kann, wenn diese Menschen nicht für den Rest ihres Lebens pflegebedürftig bleiben.

Diese bedauernswerten Patienten sind eine ständige Mahnung an die kurze Frist von wenigen Minuten, die das Gehirn bei Unterbrechung seines Kreislaufes ohne Dauerschäden überstehen kann.

6. Die Herzwiederbelebung ist erfolglos

6.1. Das Herz springt nicht wieder an, es bleibt *asystolisch*.

Haben Herzmassage und Beatmung bisher eine ausreichende Zirkulation ermöglicht, so ist an den Einsatz eines *elektrischen Schrittmachers* zu denken.

6.2. *Verlängertes Kammerflimmern* sollte durch Defibrillierung immer in geordnete Herzaktion oder doch in Asystolie übergeführt werden können.

Nicht selten kommt es dann bei der folgenden Herzmassage erneut zum Kammerflimmern, das wieder defibrilliert werden muß usw. Da bei längerer Dauer der Herzmassage und besonders beim Kammerflimmern immer eine deutliche metabolische Acidose auftritt, ist hier ein Versuch mit höheren Dosen Natriumbicarbonat oder mit THAM (Trispuffer) angezeigt.

> Solange das Herz noch Kammerflimmern, also Spontanaktion zeigt, dürfen die Wiederbelebungsversuche nicht aufgegeben werden.

6.3. Schließlich muß der Arzt auch die schwere Entscheidung treffen können, wann eine Herzwiederbelebung als aussichtslos abzubrechen ist.

1. Diese Entscheidung ist abhängig von der Zeitspanne zwischen Herzstillstand und Beginn einer wirksamen Behandlung. Ist diese Zeitspanne feststellbar und liegt sie über 15 min, so ist, von Ausnahmefällen wie Unterkühlung abgesehen, kein Erfolg mehr zu erwarten.
Das gilt nicht für Neugeborene, bei denen noch nach längerer Kreislaufunterbrechung Erholung berichtet wurde.
2. Läßt sich durch die Herzmassage die periphere Zirkulation aufrechterhalten?
Ist während der Massage kein Puls tastbar, ist kein arterieller Blutdruck meßbar, wird das Herz zunehmend schlaffer und reagiert es nicht mehr auf mechanische oder pharmakologische

Reize, nehmen die Zeichen der cerebralen Schädigung zu, so wird man die Wiederbelebungsversuche aufgeben müssen, falls sich innerhalb von 30 min keine Besserung zeigt.

Reagiert das Herz dagegen noch auf mechanische Stimuli oder auf Medikamente, hat es noch einen Tonus, zeigt es noch spontane Aktion in Form von Kammerflimmern, so soll man die Versuche der Wiederbelebung nicht aufgeben.

7. Herzwiederbelebung bei Kindern, Säuglingen und Neugeborenen

7.1. ¼ aller „plötzlichen Herzstillstände" ereignet sich in den ersten 10 Lebensjahren. Dann geht die Häufigkeit zurück, um erst im 6. Jahrzehnt wieder anzusteigen. Die große Zahl der kindlichen Herzstillstände wird mit der Lebhaftigkeit der vegetativen Reflexe in dieser Altersstufe erklärt.

Die äußere Herzmassage ist bei dem elastischen Thorax des Kindes besonders wirksam. Die Technik ist beim Kleinkind und beim Säugling etwas anders als beim Erwachsenen (vgl. Ziff. 3.4.2.). Auch die Beatmung in Form der Mund-zu-Mund- und der Mund-zu-Nase-Beatmung ist beim Kind leicht und wirkungsvoll durchführbar.

Bei Operationen im Kindesalter ist das mit Heftpflaster befestigte präcordiale Stethoskop eine besonders gute Überwachungsmöglichkeit, mit dem die kindlichen Herztöne laufend kontrolliert werden können. Der Herzstillstand sollte daher bei Operationen im Kindesalter besonders früh erkannt und erfolgreich behandelt werden können.

7.2. Unterscheidet sich der Herzstillstand beim Säugling und beim Kind also vorwiegend durch die größere Häufigkeit und durch die etwas andere Technik der Herzmassage von dem des Erwachsenen, so sind die Ansichten der Autoren darüber geteilt, ob bei

Neugeborenen, die bei der Geburt keine Herzaktion zeigen, über die Beatmung hinaus ein Versuch der Herzwiederbelebung gemacht werden soll oder nicht.

Die Gegner der Herzwiederbelebung in solchen Fällen weisen darauf hin, daß das Herz des Neugeborenen außerordentlich hypoxieresistent sei. Kommt es also zu einem hypoxiebedingten Herzstillstand bei diesen Kindern, so seien sicher andere Organe, insbesondere das Gehirn, bereits soweit geschädigt, daß mit einem lebensfähigen Kind nicht mehr gerechnet werden kann.

Die Befürworter der Herzwiederbelebung betonen, daß auch das Gehirn des Neugeborenen sehr widerstandsfähig gegen Sauerstoffmangel sei und daß man im Einzelfalle nie genau wissen könne, ob das Kind nicht doch lebensfähig ist.

Über die Ursachen der kindlichen Herzstillstände unter der Geburt ist wenig Sicheres bekannt. Nicht jeder braucht hypoxiebedingt zu sein. Daß man Kinder, die nach der Geburt einen Herzstillstand bekommen, wiederzubeleben versucht, ist selbstverständlich. Solche Herzstillstände sind aber selten.

7.3. Ganz im Vordergrund stehen beim Neugeborenen die Störungen der Atmung, und die Behandlung dieser Störungen durch Freimachen der Luftwege und, wenn nötig, durch eine wirksame Form der Beatmung ist bei weitem die häufigste Aufgabe bei der Wiederbelebung dieser Kinder.

8. Die Prognose

Die Prognose des „plötzlichen Herzstillstandes" ist bis heute in der Mehrzahl der Fälle leider noch ungünstig. In einer Sammelstatistik von 1710 Fällen wurden 29% Dauerheilungen gezählt. Immerhin sind das 497 gerettete Patienten, die sonst gestorben wären.

Die Prognose

Bei den Krankheitsbildern, die hier als „plötzlicher Herzstillstand" beschrieben werden, hängt die Prognose ganz überwiegend von zwei Faktoren ab: nämlich erstens vom *Zeitfaktor* und zweitens vom *Können des Helfers*.

8.1. Je kürzer die Zeitspanne zwischen dem Beginn des Kreislaufstillstandes und dem Wiedereinsetzen einer ausreichenden Blutzirkulation, desto günstiger die Prognose. Bereits nach mehr als 2 min Kreislaufunterbrechung werden die Aussichten auf völlige Erholung deutlich schlechter. Die wenigen Fälle, die nach mehr als 4 min wiederbelebt werden konnten, wiesen fast alle irgendwelche Besonderheiten auf, sei es, daß sie unterkühlt oder sonst in ihrem Stoffwechsel gedämpft waren, sei es, daß der Zeitpunkt der Kreislaufunterbrechung nicht ganz sicher festgelegt werden konnte und daß möglicherweise noch für einige Zeit eine unbemerkte Blutzirkulation vorhanden war. 94% der erfolgreich wiederbelebten Fälle hatten einen Kreislaufstillstand von weniger als 4 min.

8.2. Der zweite, ebenso wichtige Faktor ist das *Können des Helfers*, der als Erster beim Kranken ist. Amerikanische Statistiken haben festgestellt, daß der erste Herzstillstand, den ein Arzt in seinem Leben behandelt, wesentlich schlechtere Chancen hat als spätere Fälle, bei denen der Arzt bereits persönliche Erfahrung hat.

Bei der relativen Seltenheit des Herzstillstandes wird aber ein großer Teil dieser Patienten von Ärzten behandelt werden, für die es der erste Fall von Herzstillstand ist. Für die Verbesserung der Prognose kommt es daher entscheidend darauf an, alle Ärzte so zu schulen, daß sie bereits ihren ersten Patienten mit Herzstillstand erfolgreich behandeln können.

8.3. Alle übrigen Faktoren wie Lebensalter und Konstitution des Patienten, seine Krankheiten, prädisponierende und auslösende Faktoren des Herzstillstandes usw. sind gegenüber dem Zeitfaktor und dem Können des Arztes von sekundärer Bedeutung.

9. Planung der Erkennung und Behandlung von Herzstillständen

9.1. Der Herzstillstand ist ein relativ seltenes Ereignis. Die große Mehrzahl der „plötzlichen Herzstillstände" ist nicht vorherzusehen. Nicht selten treten sie bei Patienten auf, die scheinbar gar nicht dazu prädisponiert waren. Die entscheidenden Punkte für die erfolgreiche Behandlung sind das Können des Arztes und der Zeitfaktor. In beiden Punkten wird die Prognose wesentlich günstiger, wenn der Herzstillstand nicht unerwartet kommt und Arzt und Krankenhaus nicht unvorbereitet antrifft.

9.2. Es ist heute zu empfehlen, daß *jedes Krankenhaus* einen Plan macht, wie Herzstillstände, die in den verschiedenen Abteilungen vorkommen können, jeweils am schnellsten erkannt und behandelt werden können. Dazu gehören *Schulung* und ständige *Übung* des gesamten ärztlichen und nichtärztlichen Personals. Weiter sind *Alarmvorrichtungen* nützlich, die den Verhältnissen im Operationssaal, in den Untersuchungszimmern, der Poliklinik, der Röntgenabteilung und den Krankenzimmern angepaßt sein müssen. Schließlich gehört dazu die Aufstellung von *Wiederbelebungsgeräten* an solchen Stellen, von denen die einzelnen Abteilungen in kürzester Zeit erreicht werden können.

Natürlich müssen die Wiederbelebungsgeräte ständig einsatzbereit gehalten werden. Da bei dem seltenen Vorkommen der Herzstillstände die Gefahr besteht, daß das Interesse an Schulung und Übung, an Alarmvorrichtungen und Geräten im Laufe der Zeit erlahmt, ist es zweckmäßig, auch die häufigeren Notfälle der Atmung und des Kreislaufes in diese Planung mit einzubeziehen, damit es immer wieder zu praktischen Einsätzen kommt.

9.3. Ebenso wie das Krankenhaus muß sich auch der einzelne *Arzt* darauf vorbereiten, einen Herzstillstand zu behandeln. Er muß in der Diagnose und Behandlung dieses Ereignisses geschult und geübt sein, er sollte sich einen Plan machen, wie er unter den verschiedenen Gegebenheiten des Operationssaales, seiner Station oder seiner Praxis handeln muß, wenn er plötzlich vor einem Patienten mit Herzstillstand steht. Der Arzt sollte sich vor allem praktische Übung in den Wiederbelebungsmethoden verschaffen. Hinsichtlich der Beatmungsmethoden ist das heute bei jedem Anaesthesisten möglich, der ja täglich Patienten in der Narkose künstlich beatmet. Die Übung der Herzmassage ist dagegen am Patienten nicht möglich. Sie muß an der Leiche geschehen oder am Phantom, das heute in jeder Anaesthesieabteilung, Schwesternschule usw. zu finden ist. Von amerikanischer Seite wird auf die Möglichkeiten für den Arzt hingewiesen, sich im Tierlabor praktische Erfahrungen mit der Herzwiederbelebung anzueignen. Leider ist diese Möglichkeit bei uns nur für wenige Ärzte gegeben.

9.4. Wenn nachträglich das Verhalten eines Arztes im Falle eines Herzstillstandes beurteilt werden soll, ist aber auch zu berücksichtigen, daß er vielleicht nach jahrzehntelanger ärztlicher Tätigkeit zum ersten Male vor einem solchen Ereignis steht, und daß er nun nicht einmal fünf Minuten Zeit hat, die richtige Diagnose zu stellen und eine wirksame Behandlung einzuleiten. Jeder Erfolg in einer solchen Situation kann dem Arzt gar nicht hoch genug angerechnet werden. Der erfolglose Versuch einer Herzwiederbelebung berechtigt aber niemanden zu Vorwürfen. Dazu ist das Ereignis zu überraschend und selten, und die Zeit zu erfolgreichem Handeln ist zu begrenzt.

9.5. Hierher gehört auch die Frage, ob und in welchem Umfange nichtärztliches Personal in der Herzwiederbelebung geschult werden soll. Im Operationssaal besteht hierfür weniger Bedarf als auf einer abgelegenen Station.

Es herrscht Übereinstimmung darüber, daß die Beatmungsmethoden auch Laien gelehrt werden sollen. Diese Methoden sind einfach und führen nur selten zu Komplikationen, selbst wenn die Beatmung einmal versehentlich vorgenommen wird, ohne daß tatsächlich ein Atemstillstand vorliegt. Außerdem können diese

Methoden leicht geübt und auch öfter praktisch angewendet werden als die Verfahren zur Herzwiederbelebung.

Bei der Herzmassage sind dagegen ernste Verletzungen möglich. Die meisten Autoren lehnen deshalb die Herzmassage durch Laien ab. In der Literatur werden aber auch gegenteilige Meinungen vertreten.

Wir sind der Meinung, daß der Herzmassage die Diagnose „Herzstillstand" vorausgehen muß, und die Diagnosestellung ist immer eine ärztliche Aufgabe, welche die ganze Schulung, Erfahrung und Übung des Arztes voraussetzt, die er in Studium und Beruf erworben hat. Die Technik der Herzmassage kann von Schwestern und Pflegern erlernt werden, aber die Indikation muß unseres Erachtens von einem Arzt gestellt werden. Die Gefahr ist sonst zu groß, daß Patienten den Komplikationen der Herzmassage ausgesetzt werden, die gar keinen Herzstillstand haben. Ist kein Arzt erreichbar, so soll sich die Schwester auf die Beatmung beschränken.

10. Ursachen des „plötzlichen Herzstillstandes"

10.0. Allgemeines

Der „plötzliche Herzstillstand" bei Routine-Operationen, bei Narkosen und bei diagnostischen Manipulationen kommt auch heute noch meistens unerwartet — trotz der überaus zahlreichen Bemühungen um Klärung der Ursachen, trotz aller Fortschritte auf dem Gebiet der Herzkrankheiten und trotz der umfangreichen Erfahrungen mit der Kardioplegie, dem künstlich eingeleiteten, reversiblen Herzstillstand in der Chirurgie des Herzens und der großen Gefäße.

Vielleicht ist jahrelang in einem Operationssaal nichts dergleichen passiert; plötzlich tritt ganz überraschend, scheinbar wie der Blitz aus heiterem Himmel, ein Herzstillstand auf, nicht selten während eines Bagatelleingriffes, in einer Routine-Narkose und bei einem Patienten, den man für völlig gesund hielt und der

Allgemeines

keinerlei Anzeichen dafür bot, daß etwas nicht in Ordnung war. Vielleicht folgt ein weiterer Herzstillstand unter ähnlichen Umständen am nächsten Tage, vielleicht aber auch erst in einigen Jahren.

Es gibt einige Erklärungen für dieses Überraschende, Unheimliche und scheinbar Schicksalhafte im Auftreten des Herzstillstandes.

10.0.1. Das ist erstens die *Seltenheit* dieses Ereignisses, das der einzelne Arzt, der nicht gerade in einer Spezialklinik arbeitet, durchschnittlich nur einige wenige Male im Leben zu sehen bekommt. Dabei sind die Faktoren, die als Ursachen angeschuldigt werden, wie Sauerstoffmangel, Kohlensäureüberschuß usw. im Operationssaal durchaus nicht selten und häufig viel ausgeprägter und dramatischer, ohne daß ein Herzstillstand auftritt.

Zweitens treten bei *chronisch Herzkranken*, die wegen anderer Krankheiten operiert werden müssen, nur äußerst selten Herzstillstände auf. Meist sind herzgesund erscheinende Patienten betroffen.

Drittens kommt der *Zeitfaktor* hinzu, diese unerbittlich ablaufende Frist von 4 min, in welcher der Herzstillstand erkannt und erfolgreich behandelt werden muß, wenn der Kranke gerettet werden soll.

10.0.2. Jeder Versuch, die Ätiologie des Herzstillstandes zu erklären, muß Stellung nehmen zu der Diskrepanz zwischen dem seltenen Auftreten dieses Ereignisses und der viel größeren Häufigkeit der als Ursachen angeschuldigten Faktoren. Ein Grund für diesen scheinbaren Widerspruch ist die große Widerstandsfähigkeit des Herzens gegenüber zahlreichen Belastungen und Schädigungen, die den Physiologen seit langem bekannt ist und die durch die Ergebnisse der modernen Herzwiederbelebung bestätigt wurde. Diese Widerstandsfähigkeit zeigen gerade auch zahlreiche chronisch kranke Herzen.

Ein weiterer Grund für die Seltenheit des Herzstillstandes liegt darin, daß gerade die häufig vorkommenden ursächlichen Faktoren, wie z. B. der Sauerstoffmangel, für sich allein erst dann einen Herzstillstand verursachen, wenn sie ein Ausmaß erlangt haben, durch das andere Organe, wie das Gehirn, schon lange vorher schwer geschädigt wurden. Bis also eine Hypoxie so ausgeprägt ist, daß sie einen Herzstillstand verursachen kann, sind bereits andere Organschäden erkennbar geworden, oder die Hypoxie zeigt sich durch Cyanose, Bradykardie, Bewußtlosigkeit, Krämpfe und kann behandelt werden.

Charakteristisch für die hierher gehörenden Herzstillstände ist es aber gerade, daß die etwa anzuschuldigenden Ursachen erst in so geringem Umfang vorlagen, daß sie übersehen werden konnten. Hierfür kann man wiederum zwei Erklärungen anführen. Einmal braucht es nicht die Größe der Störung an sich zu sein, die den Herzstillstand hervorruft, sondern eventuell auch die längere Dauer einer geringergradigen Störung, also z. B. ein länger dauernder Sauerstoffmangel geringeren Ausmaßes. Weiter gilt gerade für die häufigeren Ursachen, daß oft mehrere von ihnen kombiniert vorkommen. Man nimmt an, daß sie zusammen bereits Störungen verursachen, wenn der einzelne Faktor klinisch noch kaum erkennbar ist. So ist z. B. die Hypoxie bei einer Ventilationsstörung oft mit einer Hyperkapnie verbunden. Diese kann eine Ausschüttung von Adrenalin aus der Nebenniere verursachen. Das Adrenalin wiederum mobilisiert Kalium aus der Leber, das rasch ins Herz gelangt. So wirken bereits vier Faktoren zusammen, von denen jeder als Ursache für Herzstillstände angesehen wird. Ähnlich ist es im Schock.

Es muß zugegeben werden, daß in diesen Ausführungen viel Spekulation steckt. Auch in den nachträglichen Erklärungen für tödlich verlaufene Herzstillstände ist häufig nicht wenig Spekulation, besonders wenn die Obduktion, wie nicht selten, nichts ergibt.

10.0.3. Wenn wir jetzt einige der häufiger angeschuldigten Faktoren beim Herzstillstand betrachten wollen, so ist es nicht nur das Kausalbedürfnis, das uns dazu veranlaßt. Es ist erwiesen, daß durch die Ausschaltung solcher Faktoren wie Hypoxie, Hyperkapnie, Hypovolämie, Hyperkaliämie usw. Herzstillstände *verhindert* werden können, aufgetretene Herzstillstände leichter *behoben* werden können und schließlich *Rezidive seltener* werden.

Die übliche Einteilung in prädisponierende und auslösende Faktoren sei hier vernachlässigt, da sich die Ursachen dadurch nicht trennen lassen. Je nach seiner Stärke und nach der Kombination mit anderen Ursachen wird derselbe Faktor einmal als prädisponierend und beim nächsten Mal als auslösend angesehen werden müssen.

Auch nach dem Auftreten von Asystolie einerseits und Kammerflimmern andererseits kann man die Ursachen nicht sauber voneinander unterscheiden. Häufiger rufen zwar der elektrische Unfall oder die plötzliche Beendigung einer Hyperkapnie Kammerflimmern hervor und andererseits die reflektorische Vaguserregung und bestimmte Kalium-Injektionen eine Asystolie, aber bei etwas veränderten Ausgangsbedingungen und bei anderer Stärke der Faktoren kann es auch umgekehrt sein.

10.1. Narkotica

10.1.1. Seit der Verwendung des Chloroforms in der Allgemeinnarkose ist bekannt, daß während der Anaesthesie Herzstillstände vorkommen können, für die man die Narkotica verantwortlich macht. Es gibt Narkotica, bei denen häufiger Herzstillstände gesehen werden als bei anderen. Hier darf daran erinnert werden, daß zahlreiche chemische Substanzen, die narkotisch wirken, klinisch nicht verwendet werden können, weil sie häufig Herzstörungen verursachen.

10.1.2. Andererseits kann man mit jedem starken Narkoticum durch *Überdosierung* einen Herzstillstand hervorrufen. Werden unter Aufrechterhaltung der Atmung allmählich hohe Dosen eines potenten Narkoticums zugeführt (Chloroform, Fluothan, Cyclopropan, Aether, Barbiturate), so kommt es zur Kreislaufverlangsamung, zur Enzymhemmung und zum Sauerstoffmangel in den Coronargefäßen. Hohe Narkoticum-Konzentrationen in den Kranzgefäßen wirken *depressiv* auf das *Herz*. Gleichzeitig *erweitern* sich die *peripheren Gefäße*, und die Durchströmung dieses größeren Gefäßquerschnittes erfordert Mehrarbeit vom Herzen. Einige Narkotica (Chloroform, Fluothan, Trichloräthylen, Cyclopropan) verursachen außerdem nicht selten *Arrhythmien*, insbesondere wenn der Catecholaminspiegel im Blut erhöht ist. Arrhythmien verschlechtern die coronare Durchblutung. Über eine Tachy-Arrhythmie kann sich Kammerflimmern entwickeln.

10.1.3. Kommen weitere prädisponierende Faktoren hinzu, so kann ein Herzstillstand auch auftreten, wenn die Menge des aufgenommenen Narkoticums noch gering ist.

Bekannt sind die sogenannten *Frühtodesfälle*, besonders beim Chloroform, bei denen der Herztod zu Beginn der Narkose eintritt. Als prädisponierender Faktor wurde auch hier ein erhöhter Katecholaminspiegel im Blut angesehen, der das Herz für Störungen durch Chloroform empfindlicher macht. Dieser erhöhte Katecholaminspiegel kann durch gleichzeitige Anwendung von Adrenalin bedingt sein, das als Vasokonstringens zur lokalen Blutstillung gegeben wird. Aufregung vor der Operation, ein heftiges Excitationsstadium, Atemstörungen mit Hyperkapnie oder ein Schock durch Blutverlust führen über eine Stimulierung der Nebenniere zur Abgabe von Adrenalin und Noradrenalin ins Blut und erhöhen damit den Katecholaminspiegel.

10.1.4. Manche Narkotica dämpfen den Sympathicus eher als den Parasympathicus. Es kommt zu einem *Überwiegen des Vagus*, kenntlich an der zunehmenden Bradykardie. Das gilt z. B. für Fluothan, Cyclopropan, die Barbiturate und für Fentanyl. Wird nun zusätzlich der Vagus kräftig stimuliert, z. B. von der Trachealschleimhaut her bei der Intubation, der Bronchoskopie oder beim endotrachealen Absaugen, so kann plötzlich ein Herzstillstand auftreten.

Die Folgen der Vaguserregung können durch Atropin in genügender Dosis sicher vermieden werden. Der Hemmung des Herz-Sympathicus (β-Receptoren) kann durch Isoproterenol entgegengewirkt werden.

10.2.   **Vagus (reflektorische Herzhemmung)**

10.2.1. Injiziert man intravenös das Vagomimeticum Prostigmin, z. B. um einen Curareblock aufzuheben, so kann eine Bradykardie auftreten, die je nach der Prostigmin-Dosis, der Injektionsgeschwindigkeit, der Ausgangslage der Herzfrequenz und wohl auch je nach der individuellen Empfindlichkeit mehr oder weniger ausgeprägt ist. Herzstillstände im Anschluß an solche Prostigmin-Injektionen sind bekanntgeworden. Durch vorherige Injektion des Vagolyticums Atropin läßt sich die Bradykardie nach Prostigmin verhindern. Ähnliche bradykarde Reaktionen macht z. B. das Muskelrelaxans Succinylcholin. Auch diese Reaktionen lassen sich durch Atropin verhindern.

10.2.2. Bei verschiedenen Manipulationen wie Druck auf den Carotis-Sinus, Druck auf den Augapfel, Zug an Magen, Darm, Gallenblase oder am Lungenstiel bei Operationen in der Bauch- oder Brusthöhle und außerdem bei einer ganzen Reihe von anderen Eingriffen können plötzliche Pulsveränderungen auftreten. Meist wird der Puls schlagartig langsam, und gleichzeitig sinkt der arterielle Blutdruck. Herzstillstände wurden beobachtet. Auch diese Pulsverlangsamungen lassen sich durch Atropin verhindern.

10.2.3. Seit langem wird angenommen, daß diese reflexartigen Herzwirkungen durch den Nervus vagus ausgelöst werden. Denn erstens führt eine Reizung des Herzvagus ebenfalls zur Bradykardie und zum Blutdruckabfall, zweitens lassen sich diese Wirkungen durch Vagomimetica auslösen und durch Vagolytica verhindern und drittens finden die beschriebenen Manipulationen an Organen statt, die vom Vagus nervös versorgt werden.

10.2.4. Ob solche Vaguserregungen nun aber auch ohne weiteres einen Herzstillstand auslösen können, ist nicht ganz so sicher. Der Vagus versorgt mit seinen Fasern am Herzen nämlich nur die Vorhöfe und schickt keine Faser zu den Herzkammern. Da aber die Herzkammern auch unabhängig von den Vorhöfen schlagen können, müßte im Falle eines solchen Herzstillstandes zusätzlich zu der Vaguserregung auch noch diese Eigenschaft der Herzkammern gestört sein. Eine solche Störung könnte durch die depressive Wirkung der Narkotica auf das Herz und auch durch andere zusätzliche Schäden verursacht sein. Gegen diese Annahme spricht allerdings, daß solche Herzstillstände nicht selten im Beginn einer Narkose auftreten und bei jugendlichen Patienten mit gesundem Herzen. Nicht selten beginnt das Herz auf einen zusätzlichen Reiz hin (Stoß gegen die Brustwand, Hautschnitt zur Thorakotomie) wieder zu schlagen.

10.2.5. Eine andere Beobachtung, die wir bei Operationen an Phäochromocytomen machen konnten, wirft ein weiteres Licht auf das Problem. Während der endotrachealen Intubation kam es regelmäßig zu einer „Blutdruckkrise", also zu einer Katecholaminausschüttung aus dem Tumor. Da sich die Intubation in einem Gebiet anspielt, die von N. vagus sensibel versorgt ist, bedeutet das, daß eine Reizung des N. vagus in diesem Gebiet mit einer Sympathicuswirkung beantwortet wird. Der Sympathicus versorgt aber auch die Herzkammern, und die Katecholamine werden als Ursache des Herzstillstandes diskutiert (Ziff. 10.6.).

10.2.6. Bei diesen Erklärungen handelt es sich nur um Vermutungen, und es spricht auch einiges dagegen. Viele Autoren ziehen es daher heute vor, nicht vom Herzstillstand durch Vaguserregung, sondern ganz allgemein durch Reflexhemmung zu sprechen.

Sicher ist dagegen, daß eine Erregung des Herz-Vagus zur Bradykardie führt und daß diese Bradykardie durch eine ausreichende Atropin-Dosis verhindert werden kann. Es ist unsere Überzeugung, wie auch die der meisten Anaesthesisten, daß Herzstillstände seltener sind, wenn das Herz in einer mittleren Frequenz schlägt und wenn bradykarde Reaktionen vermieden werden. Besonders wichtig ist daher die ununterbrochene Überwachung der Herzfrequenz während der Allgemeinnarkose.

10.3. **Die Hypoxie**

10.3.1. Die Beziehungen zwischen Sauerstoffmangel und Herzstillstand sind vielschichtig. Sie umfassen nicht nur die Hypoxie als eine Ursache des Herzversagens, sondern auch die Hypoxie, die als Folge des Herz- und Kreislaufstillstandes im Herzen selbst entsteht und die Wiederbelebung des Herzschlages und die Wiederherstellung einer ausreichenden Herzfunktion stören kann.

10.3.2. Um die Häufigkeit der Hypoxie, besonders während der Narkose, zu zeigen, sei an die verschiedenen Formen des Sauerstoffmangels erinnert. Bei der *anoxischen* Form enthält die Atemluft zu wenig Sauerstoff, z. B. in einer Lachgas-Sauerstoff-Narkose mit zu geringem Sauerstoffanteil. In der *Stagnationshypoxie* wird den Organen zu wenig frisches, sauerstoffhaltiges Blut zugeführt, da die Zirkulation verlangsamt ist, wie z. B. im fortgeschrittenen Kreislaufkollaps. Bei der *anämischen Form* hat das Blut zu wenig Hämoglobin, um genügend Sauerstoff transportieren zu können. Der Transport des Sauerstoffes in die Zelle bzw. seine Ausnutzung sind bei den verschiedenen Formen der *histotoxischen* Hypoxie gestört. Beispiele sind die Permeabilitätsstörung der Zellwand bzw. die Enzymhemmung in der tiefen Allgemeinnarkose.

10.3.3. Die Hypoxie ist nicht selten mit anderen Störungen wie Hyperkapnie, hohem Katecholaminspiegel und Hyperkaliämie verbunden. Schließlich bestehen Unterschiede zwischen einer lokalen Hypoxie im Herzen, z. B. beim Coronarverschluß, und einer allgemeinen Hypoxie des ganzen Organismus.

10.3.4. Das Herz reagiert auf Sauerstoffmangel. Die direkte Wirkung der Hypoxie auf das Herz zeigt sich in zunehmender Bradykardie bis zur Asystolie. Die Bradykardie des Kindes in utero kann ein Zeichen für bedrohlichen Sauerstoffmangel sein. Auch beim jungen Säugling läßt sich noch eine zunehmende Pulsverlangsamung bei Sauerstoffnot beobachten. Beim Erwachsenen reagiert das Herz auf eine allgemeine Hypoxie zunächst mit erhöhter Leistung, also mit einer Vergrößerung des Herz-Zeit-Volumens. Später wird die Herzfunktion schlechter, Extrasystolen, Arrhythmien und Tachy-Arrhythmien werden beobachtet. Schließlich kann Kammerflimmern auftreten.

10.3.5. Andererseits ist aber auch bekannt, daß andere Organe viel empfindlicher gegen Sauerstoffmangel sind als das Herz. Am empfindlichsten ist das Gehirn. Das Herz kann noch wiederbelebt werden, wenn das beim Gehirn, der Leber und der Niere nicht mehr möglich ist. Besonders hypoxieresistent ist das spezifische Reizleitungssystem des Herzens (BRETSCHNEIDER).

Wenn das Herz im Sauerstoffmangel versagt, dann beantwortet die Arbeitsmuskulatur des Herzens die zunächst weitergehenden Erregungen des Reizleitungssystems nicht mehr. Reiner Sauerstoffmangel kann also Herzstillstände hervorrufen. Im allgemeinen ist das aber erst dann der Fall, wenn andere Organe bereits irreparabel geschädigt sind.

Sauerstoffmangel stört die Funktion des Herzens, und von der Herzfunktion hängt die Sauerstoffversorgung aller Organe ab. Man hat also bei jedem Herzstillstand mit den Folgen der rasch entstehenden Hypoxie durch Stagnation zu tun, am Herzen wegen der Abhängigkeit der Organe von der Herzfunktion und an den Organen wegen der Sauerstoffmangelschäden, die besonders schnell im Gehirn irreparabel werden.

10.4. Hyperkapnie (Hypercarbie)

10.4.1. Zur Erhöhung des Kohlensäuregehaltes kommt es z. B. in der Narkose, wenn bei geschlossenem Narkosesystem die Kohlensäureabsorption nicht funktioniert, weil der Atemkalk verbraucht ist. Der Kohlensäuredruck im Blut steigt an, gleichzeitig damit das Bicarbonat und später auch die Wasserstoff-Ionen-Konzentration (dekompensierte respiratorische Acidose). Die daraus folgenden Störungen betreffen zunächst die Atmung; der Kreislauf bleibt lange nur sehr wenig beeinflußt.

10.4.2. Während der Hyperkapnie sprechen die peripheren Gefäße schlechter auf die Katecholamine an. Diese Stoffe werden jetzt vermehrt ins Blut abgegeben. Damit ist ein Anstieg des Plasma-Kaliums verbunden. Das Herz selbst wird empfindlicher gegen die Katecholamine, so daß bei längerer Dauer der Hyperkapnie Rhythmusstörungen bis zum Kammerflimmern auftreten können. Die Schwelle, bei der mit ansteigendem Kohlensäuredruck im Blut Arrhythmien auftreten, liegt allerdings beim Menschen in Narkose wesentlich höher als beim Tier (NUNN).

10.4.3. Geht der über längere Zeit erhöhte Kohlensäuredruck sehr rasch zurück, vielleicht bei Hyperventilation durch ein Atemventil, das eine Rückatmung verhindert, oder durch Verkleinerung des Totraumes bei Anlegung eines Tracheostomas, so sind nicht selten ernste Störungen der Herztätigkeit bis zum Kammerflimmern und bis zur Asystolie beobachtet worden. Dieser „posthyperkapnische Herzstillstand" wird auf die hohen Katecholamin- und Kalium-Spiegel im Blut zurückgeführt. Durch Calcium und Insulin, welche beide die Kalium-Wirkung vermindern, können diese Herzstörungen gebessert werden.

10.4.4. Während des Kreislaufstillstandes entwickelt sich im ganzen Organismus rasch eine Acidose, die jedoch im Gegensatz zu der eben besprochenen respiratorischen Form durch Hyperkapnie vorwiegend eine metabolische Acidose ist und durch Pufferlösungen gemildert werden muß, um das Wiedereinsetzen des Herzschlages zu erleichtern.

10.5.   **Hypovolämie (Schock)**

Auf die verschiedenen Definitionen des Schocks (Hypotonie, Hypovolämie mit sympathicotoner Reaktion, akute Minderdurchblutung der peripheren Gewebe), die z. Z. ausgiebig diskutiert werden, soll hier nicht eingegangen werden. Wir gehen davon aus, daß bei rascher Verkleinerung des Blutvolumens, z. B. bei einer unstillbaren Blutung, sich ein Kreislaufzustand entwickelt, der als Schock bezeichnet wird. Werden dabei die Herzkranzgefäße nicht mehr ausreichend mit Blut durchströmt, so wird das Herz versagen. Abgesehen von dieser paralytischen Spätphase des Schocks gibt es bereits in früheren Schockphasen andere Ursachen für Herzstörungen:

1. Im Schock werden die *Nebennieren* stimuliert und geben vermehrt *Katecholamine* ab. Dadurch werden die peripheren Gefäße verengt. Die bei den Katecholaminen beschriebenen Herzstörungen können auftreten (Ziff. 10.6.).
2. Häufig werden im Schock *Blutkonserven* transfundiert, die reichlich *Kalium* im Plasma enthalten, und zwar um so mehr,

je älter die Konserven sind. Die Hyperkaliämie kann Herzstörungen machen (Ziff. 10.7.).

3. Haben die Blutkonserven Kühlschranktemperatur, so kommt es bei rascher Transfusion von größeren Blutmengen zu einer *Unterkühlung des Herzens* und evtl. zu Kammerflimmern.
4. Die schlechte Gewebsdurchblutung im Schock verursacht außerdem Stagnationshypoxie und Acidose.

Wieder kommen also mehrere Faktoren zusammen, die an der Entstehung von Herzstillständen beteiligt sein können.

5. Häufig ist der Schock mit anderen Störungen verbunden, wie Hypoxie und Hyperkapnie.
6. Auch für den Schock gilt, daß er nicht nur zu Herzstillständen führen kann, sondern auch nach der Wiederbelebung des Herzens zu Komplikationen bei der Erholung des Organismus (insbesondere der Nieren). Bekannt sind die Hypotonien nach Herzstillständen, die sehr therapieresistent sein können.

10.6. Die Katecholamine

10.6.1. Die Katecholamine prädisponieren das Herz zum Kammerflimmern, wenn weitere Störungen hinzukommen.

Die Wirkungen von exogen zugeführtem Adrenalin, Noradrenalin und Isoproterenol wurden bereits im Kap. 4.1. erwähnt. Hohe Adrenalin-Dosen rufen Arrhythmien hervor und können Kammerflimmern auslösen. Bestimmte Narkotica (Ziff. 10.1.), aber auch die Hyperkapnie machen das Herz für die Adrenalin-Wirkungen empfindlicher.

10.6.2. Ein wichtiger Faktor in der Herzwirkung des Adrenalin ist die Freisetzung von intracellulärem Kalium aus der Leber. Katecholamine werden vermehrt in die Blutbahn abgegeben im Schock, in der Hyperkapnie, in der metabolischen Acidose, im Excitationsstadium der Äthernarkose, bei starken Belastungen, bei Erregungen und dergl.

10.6.3. Zur lokalen Blutstillung injiziertes oder instilliertes Adrenalin (Suprarenin) kann den Katecholaminspiegel im Blut erhöhen und Adrenalin-Wirkungen hervorrufen, wenn es rasch genug resorbiert wird und in die Blutbahn gelangt.

10.7. Kalium

Vielleicht ist das Kalium der Schlüssel zur Ätiologie der meisten Herzstillstände.

10.7.1. Das Kalium-Ion spielt eine wichtige Rolle bei der Kontraktion der Herzmuskelfaser während der normalen Herzaktion. Zwischen extracellulärer Kalium-Konzentration und dem EKG bestehen so enge Beziehungen, daß die Höhe des Kaliumspiegels aus dem EKG annähernd geschätzt werden kann. Durch die Injektion von Kaliumsalzen kann ein Herzstillstand ausgelöst werden, was in der Herzchirurgie ausgenutzt wurde. Kammerflimmern kann durch Kalium-Injektionen in Asystolie umgewandelt werden. Bei einer Reihe von Zuständen, die mit dem Herzstillstand in Verbindung gebracht werden, finden sich Abweichungen vom normalen Plasma-Kalium-Spiegel, wie z. B. bei der Vermehrung der Katecholamine, bei der respiratorischen und der metabolischen Acidose, beim Schock durch Blutverlust, in der Hypothermie, bei schweren Verbrennungen usw. Schließlich ist der Kalium-Antagonist Calcium bei der Therapie vieler Herzstillstände erfolgreich.

10.7.2. Trotz zahlreicher experimenteller Befunde, trotz der umfangreichen Erfahrungen mit dem Kalium in der Kardioplegie und bei der Herzwiederbelebung ist die Rolle des Kalium bei der Entstehung von Herzstillständen noch nicht völlig klar. Das Kalium, das innerhalb und außerhalb jeder Zelle des Organismus vorkommt, und zwar in ganz verschiedenen Konzentrationen, verhält sich recht kompliziert. Während jeder Kontraktion einer Muskelfaser, also auch der Herzmuskelfaser, wird Kalium durch die Zellwand hindurchtransportiert. Für die Wirkung des Kalium ist nicht sein Spiegel im Blutplasma allein entscheidend, sondern auch die Konzentration anderer Ionen. Die Wirkung von exogen zugeführten Kaliumsalzen hängt von der Injektionsgeschwindigkeit ab. Sowohl Asystolie als auch Kammerflimmern können auftreten. Hyper- *und* Hypokaliämie haben Wirkungen auf das Herz, die bis zum Herzstillstand gehen können.

10.7.3. Man nimmt an, daß die Herzwirkung des Kaliums von drei Relationen abhängt, und zwar erstens vom Verhältnis der intra- zur extracellulären Kalium-Konzentration, zweitens vom Verhältnis der Kalium- zur Natrium-Konzentration und drittens von der Relation Kalium zu Calcium.

10.7.4. Etwas einfacher zu übersehen sind die Zustände, in denen kontrollierbare Ursachen für eine Hyper- oder Hypokaliämie vorliegen. Zu rasche Infusion von Kaliumchlorid, das evtl. zur Behandlung der Darmparalyse gegeben wird, kann einen Herzstillstand verursachen. Blutkonserven enthalten um so mehr Kalium im Plasma, je älter sie sind und je kälter sie infundiert werden. Bei massiven Transfusionen von Konservenblut mit Kühlschranktemperatur sind Herzstillstände beobachtet worden.

10.7.5. Bei ausgedehntem Gewebszerfall gelangt intracelluläres Kalium ins Blut. Findet der Gewebszerfall in Extremitäten statt, in denen die Blutzirkulation stillsteht (Esmarchsche Blutleere, arterielle Embolie), so kann das Blut in der Extremität stärker kaliumhaltig werden. Nach Lösung der Blutleere gelangt dieses Blut ins Herz und kann Störungen durch Hyperkaliämie hervorrufen. Nach großen Verbrennungen sind häufiger Herzstillstände in Narkosen bekannt geworden, die für Hauttransplantationen notwendig wurden. Auch hierbei nimmt man eine Störung durch Kalium an. Da die Nieren ständig Kalium im Urin ausscheiden, steigt der Plasma-Kalium-Spiegel bei Oligurie bzw. Anurie an, insbesondere wenn durch Gewebszerfall intracelluläres Kalium frei wird (erste Phase der Verbrennungskrankheit). In der Polyurie der zweiten Phase kann dann Hypokaliämie auftreten.

10.7.6. Adrenalin wirkt in der Leber glykolytisch. Zusammen mit der Glucose gelangt Kalium aus der Leberzelle in die Blutbahn. Der Weg von den Lebervenen bis zum Herzen ist besonders kurz. Insulin hat die entgegengesetzte Wirkung und kann daher extracelluläres Kalium in die Leberzelle einschleusen.

10.7.7. Hypokaliämie gibt es bei Polyurie und bei Kaliumverlusten aus Fisteln im Magen-Darmkanal und aus den Gallenwegen. Auch die Herzwirkung zu großer Calcium-Dosen entspricht bei dem Antagonismus zwischen Kalium und Calcium den Wirkungen der Hypokaliämie.

10.7.8. *Praktische Folgerungen*

Bei jedem Herzstillstand wird man in Erwägung ziehen, ob eine Hyperkaliämie bestehen kann. Calcium als Antagonist des Kaliums ist angezeigt, wenn nicht eine Calcium-Intoxikation oder eine Hypokaliämie angenommen werden muß. Auch bei der Möglichkeit einer Digitalis-Überdosierung ist vom Calcium abzusehen. Digitalis ist bei Herzstörungen durch Hyperkaliämie ebenfalls nützlich, wird aber meist erst nach der Herzwiederbelebung in der Erholungsphase des Herzens gegeben.

Glucose-Insulin-Infusionen sollen die Hyperkaliämie mildern und führen zugleich Kohlenhydrate als Energieträger zu.

10.8. Verschiedene Ursachen

Es gibt noch zahlreiche weitere Faktoren, die als Ursache eines „plötzlichen Herzstillstandes" angeschuldigt werden.

Dazu gehören viele Medikamente, die bei Überdosierung oder auch bei Überempfindlichkeit des Patienten Herzstörungen verursachen können. Einige dieser Medikamente wurden bereits besprochen (Prostigmin, Adrenalin, Procain). Weiter ist die Unterkühlung als Ursache des Kammerflimmerns zu erwähnen. Schließlich sei noch auf den elektrischen Stromstoß hingewiesen, der ebenfalls Kammerflimmern verursachen kann (vgl. Ziff. 4.1.9.).

10.9. Zusammenfassung

Der „plötzliche Herzstillstand" ist ein seltenes, oft unerwartet auftretendes Ereignis, obwohl es zahlreiche, häufig vorkommende Faktoren gibt, die ihn verursachen können. Meistens kommen mehrere Ursachen zusammen, wenn ein Herzstillstand ausgelöst wird. Die einzelnen Faktoren brauchen dabei nicht unbedingt besonders auffällig zu sein.

Trotz und vielleicht auch wegen der Vielzahl von Faktoren ist es oft im speziellen Fall schwierig festzustellen, was nun eigentlich diesen Herzstillstand verursacht hat. Nicht selten wird man vom Herzstillstand bei Kranken überrascht, denen es scheinbar gut ging und die laufend überwacht wurden. Sieht man dann aber genau zu, so stellt sich doch meistens heraus, daß der Patient bereits einige Zeit etwas cyanotisch war, daß der Beatmungswiderstand hoch war, daß eine Weile Puls und Blutdruck nicht kontrolliert wurden usw. Andererseits kommt so etwas aber auch bei zahlreichen anderen Kranken vor, die keinen Herzstillstand bekommen.

11. Prophylaxe

Daß Vorbeugung besser als Behandlung ist, wird nirgends so deutlich wie beim Herzstillstand, dessen Behandlung oft zu spät kommt, schwierig und reich an Komplikationsmöglichkeiten ist und nicht immer zum Erfolg führt.

11.1. Ohne Zweifel treibt der Arzt ständig eine wirksame Prophylaxe des Herzstillstandes, z. B. wenn er herzwirksame Medikamente exakt dosiert, wenn er Atropin vor der Narkose-Einleitung gibt, wenn er Narkotica vermeidet, die öfter Herzstillstände verursachen usw.

Die meisten Herzstillstände treten überraschend und unvorhergesehen auf. Teilweise ist das unvermeidbar, weil sie auch dort vorkommen, wo kein Arzt den Patienten vorher gesehen hat. Teilweise liegt dieses unerwartete Auftreten aber auch daran, daß wir heute wohl einige Faktoren kennen, die einen Herzstillstand herbeiführen oder auslösen können, daß diese Faktoren aber nicht unter Kontrolle zu bringen sind. Sie sind im Verhältnis zu der Seltenheit des Herzstillstandes viel zu häufig und führen in der großen Mehrzahl der Fälle eben nicht zu einem Zwischenfall.

Trotzdem ist eine Prophylaxe möglich, und die Seltenheit des Herzstillstandes hat ihren Grund nicht zuletzt in wirksamer Prophylaxe.

Die Prophylaxe besteht

1. aus der Erkennung der gefährdeten Patienten. Es gibt Menschen, bei denen häufiger Herzstillstände auftreten (z. B. im ersten Lebensjahrzehnt), und es gibt Manipulationen, die von einer größeren Häufigkeit solcher Zwischenfälle gefolgt sind (z. B. Narkosen für Hautplastiken nach Verbrennungen),
2. aus der Vermeidung und Beseitigung von Zuständen, in denen öfter Herzstillstände auftreten (z. B. Hyperkaliämie),
3. aus der Beobachtung der Warnzeichen, die dem Herzstillstand meistens vorausgehen, und aus der entsprechenden Behandlung.

11.2. Da der Verfasser eigene Erfahrungen mit den besonders gefürchteten Herzstillständen im Verlauf einer Allgemeinnarkose hat, sollen hier einige Maßnahmen aufgeführt werden, die solche Zwischenfälle vermeiden helfen.

1. Die *Untersuchung des Patienten* vor der Narkose soll prädisponierende Faktoren wie Herz-, Kreislauf- und Lungenkrankheiten, Schock, Hypoxie, Hyperkapnie (chronische respiratorische Acidose), Hyperkaliämie, Anämie usw. aufdecken, und es soll eine entsprechende Behandlung eingeleitet werden.
2. *Atropin* soll bei der Narkoseeinleitung in ausreichender Dosis wirksam sein, d. h. der Patient soll keine Bradykardie haben und soll Trockenheit im Mund verspüren. Ist das nicht der Fall, so wird Atropin intravenös nachgespritzt. Die Wirkung kann in zwei Minuten an der Pulsfrequenz kontrolliert werden. Alle zwei Stunden ist während der Narkose Atropin nachzuspritzen, falls keine Tachykardie besteht.
3. Vor Beginn der Narkose soll der Patient ruhig und gelassen sein. Das ist das Ziel der präoperativen Sedierung. Zur *Narkoseeinleitung* bei aufgeregten Patienten eignen sich besonders die intravenösen Barbiturate.

4. *Narkotica* und Medikamentenkombinationen, die häufiger zu Komplikationen des Herz-, Kreislaufsystems führen, sollen vermieden werden. Dazu gehören Chloroform und Chloräthyl, weiter die Kombinationen von Halothan oder Cyclopropan mit lokal appliziertem Suprarenin, die Kombination von Halothan und Curare u. ä.
5. Ein *Excitationsstadium* soll vermieden werden. Kommt es doch dazu, so sollen während der Erregungsphase alle Manipulationen am Patienten unterbleiben.
6. Abrupte *Konzentrationserhöhungen* von Inhalationsnarkotica sind gefährlich.
7. *Intravenöse Injektionen* sollen grundsätzlich langsam durchgeführt werden. Man muß sich ständig über die Narkosetiefe, über die Konzentration der Narkosemitteldämpfe und -lösungen und über die bereits gegebenen Mengen klar sein. *Cave Überdosierung!* Bei der Verwendung von Muskelrelaxantien und bei der Neuroleptanalgesie fallen die wichtigsten Zeichen der Überdosierung, nämlich die Zeichen der Atmung aus. Daß eine zu flache Narkose Herzstillstände verursacht, wird zwar behauptet, ist aber nicht bewiesen.
8. Die *Atmung* ist das A und O der Narkose. Hypoxie und respiratorische Acidose (Hyperkapnie) müssen vermieden werden.
9. Das *Blutvolumen* soll in normalen Grenzen gehalten werden.
10. Der Patient muß *ununterbrochen überwacht* werden, solange er in Narkose ist. Die Entlassung aus dieser kontinuierlichen Überwachung darf erst erfolgen, wenn Atmung und Kreislauf befriedigend sind, wenn keine Muskelrelaxantien mehr nachwirken, wenn Husten- und Schluckreflexe auslösbar sind und wenn der Patient auf Anruf reagiert.

11.3. Fast nie tritt ein Herzstillstand ganz ohne vorherige *Warnzeichen* auf. In etwa der Hälfte der Fälle sind sie jedoch nicht so eindrucksvoll, daß sie alarmierend wirken (STEPHENSON). Eine sorgfältige Beachtung dieser Zeichen und die sofortige Behandlung der Störungen, die ihnen zugrunde liegen, sind aber die letzte Möglichkeit, einen Herzstillstand eventuell noch zu vermeiden.

Die *wichtigsten Warnzeichen* zeigen sich am Puls. Es sind die rasch zunehmende *Bradykardie*, meist verbunden mit Blutdruckabfall, die während der Beobachtung auftretende zunehmende ventrikuläre *Arrhythmie* und die extreme *Tachykardie*, die von Kammerflimmern gefolgt sein kann. Manchmal folgt der Herzstillstand diesen Symptomen sehr rasch, und nur eine ununterbrochene Überwachung des Pulses durch Palpation, mit dem Monitor, dem präcordialen oder Oesophagus-Stethoskop kann diese Zeichen erfassen und noch rechtzeitig eine Behandlung einleiten.

11.4. Droht nach Meinung des Arztes ein Herzstillstand während der Narkose, so ist zunächst zu tun:
1. Mitteilung an den Operateur.
2. Sämtliche Manipulationen am Kranken unterbleiben.
3. Ein Helfer hält den Puls des Patienten ständig in der Hand und mißt in kurzen Abständen den Blutdruck.
4. Absetzen aller Narkotica, Beatmung mit Sauerstoff.
5. Oberkörper tief, Beine hoch.
6. Es muß möglichst rasch eine große Vene kanüliert werden, falls nicht schon geschehen.

Die weitere Behandlung richtet sich nach der zugrunde liegenden Störung, die umgehend geklärt werden muß.

11.5. Trotz aller Bemühungen um eine Verbesserung der Prophylaxe kommen auch heute noch die meisten Herzstillstände unerwartet. Wegen der kurzen Zeitspanne von nur 4 min, die dann für den Beginn einer erfolgreichen Behandlung noch bleibt, muß der Arzt ständig auf ein solches Ereignis gefaßt sein. Das heißt, er muß die Diagnose auf Anhieb stellen können, und er muß über ausreichende praktische Kenntnisse in den Wiederbelebungsverfahren verfügen.

12. Literatur

Aus der unübersehbar gewordenen Literatur, die mit dem bearbeiteten Themenkreis zusammenhängt, muß eine kleine Auswahl genügen. Aufgenommen wurden a) die Monographien, soweit sie dem Verfasser bekannt sind, und b) solche Zeitschriftenartikel, die entweder in dem vorliegenden Heft mit verarbeitet wurden oder dem Leser zur Weiterbildung dienen können. Auch hier muß die Auswahl notwendigerweise unvollkommen bleiben.

a) Monographien

BOBA, A.: Death in the operating room. Springfield: C. C. Thomas 1965.
COURBIER, R. et J. TORRESANI: L'arrêt circulatoire. Paris: Masson 1964.
HAID, B. u. G. HOSSLI: Respiratorische und zirkulatorische Wiederbelebung. Basel: Hoffmann-La Roche 1965.
HURST, J. W.: Cardiac resuscitation. Springfield: C. C. Thomas 1960.
JUDE, J. R. and J. O. ELAM: Fundamentals of cardiopulmonary resuscitation. Oxford: Blackwell Sc. Publ.
KILLIAN, H. u. A. DÖNHARDT: Wiederbelebung. Stuttgart: G. Thieme 1955.
MILSTEIN, B. B.: Cardiac arrest and resuscitation. London: Lloyd-Luke 1963.
SAFAR, P.: Resuscitation, controversial aspects. Berlin, Göttingen, Heidelberg: Springer 1963.
SHAW, G., G. SMITH and Th. J. THOMSON (Hrsg.): Resuscitation and cardiac pacing. London: Cassell 1965.
STEPHENSON, H. E. jr.: Cardiac arrest and resuscitation, 2. Aufl. St. Louis: C. V. Mosby 1964.
THAUER, R. u. Cl. ALBERS (Hrsg.): Herzstillstand, Herzstillegung und Wiederbelebung des Herzens. Verh. Dtsch. Ges. für Kreislaufforschung Nauheim 1964. Darmstadt: Steinkopff 1964.

b) Zeitschriftenartikel

AHNEFELD, F. W. u. H. H. HENNES: Atemspende-Ausbildung an Phantomen. Anaesthesist 11, 307 (1962).

BERNSMEIER, A., U. GOTTSTEIN u. W. RUDOLPH: Herzkrankheiten als Ursache zentralerStörungen. Dtsch. med. Wschr. 87, 16 (1962).
DITTMAR, H. A., G. FRIESE u. E. NUSSER: Ein Defibrillator-Schrittmacher mit automatischer Spannungs- und Stromanzeige sowie Unterbrechung des EKG. Thoraxchir. 7, 372 (1959).
EFFERT, S.: Herzstillstand und Wiederbelebung. Dtsch. med. Wschr. 86, 638 (1961).
EMERY, E. R. J.: Air embolism. Anaesthesia 17, 455 (1962).
ENDRES, G.: Beitrag zur Durchführung der Reanimation. Anaesthesist 7, 278 (1958).
FREY, R., J. R. JUDE u. P. SAFAR: Die äußere Herzwiederbelebung. Dtsch. med. Wschr. 87, 857 (1962).
—, E. KOLB u. U. HENNEBERG: Gefahren der äußeren Herzwiederbelebung. Dtsch. med. Wschr. 89, 630 (1964).
FRIEHS, G.: Die Reanimation beim Kreislaufstillstand. Chir. Praxis 9, 355 (1965).
FRIESE, G.: Ergebnisse der modernen Behandlung des akuten Herzstillstandes. Dtsch. med. Wschr. 88, 2175 (1963).
HEINTZEN, P.: Kardiologische Notfälle im Kindesalter. Dtsch. med. Wschr. 90, 1421 (1964).
HILDEBRAND, H. E.: Unerwünschte Folgen der äußeren Herzmassage. Med. Welt 1965, 2701.
HOOKE, P. R., W. B. KOUWENHOVEN and D. R. LANGWORTHY: The effect of alternating electric currents on the heart. Amer. J. Physiol. 103, 444 (1933).
HOSSLI, G.: Maßnahmen bei akutem Kreislaufstillstand. Dtsch. med. Wschr. 91, 29 (1966).
HÜGIN, W.: Äußere Herzmassage beim Säugling. Schweiz. med. Wschr. 92, 155 (1962).
JACOBSON, L. and J. GJESSING: Resuscitation of stillborn infants by cardiac massage. Acta anaesthes. scand. 4, 67 (1960).
International symposium on emergency resuscitation. Acta ananesthes. scand. Suppl. IX, 1961.
JOHANSEN, S. H. and H. RUBEN: Relationship between displacement and pressure in closed chest cardiac compression. Lancet 1964 I, 1130.
JUDE, J. R., W. B. KOUWENHOVEN and G. G. KNICKERBOCKER: A new approach to cardiac resuscitation. Amer. Surg. 154, 311 (1961).
— — — Cardiac arrest. J. Amer. med. Ass. 178, 1063 (1961).
KESZLER, G.: Neue Technik der Mund-zu-Mund-Beatmung (russisch). Exp. Chir. Anaesth. (Moskau) 10, 68 (1965).

KOUWENHOVEN, W. B., J. R. JUDE and G. G. KNICKERBOCKER: Closed chest cardiac massage. J. Amer. med. Ass. 173, 1064 (1960).

KÜGLER-PODELLECK, J., G. RODEWALD, K, HORATZ, S. KÜGLER u. P. MÜLLER-BRUNOTTE: Erfolgreiche Wiederbelebung bei Ertrinken im Eiswasser. Dtsch. med. Wschr. 90, 74 (1965).

MARSHALL, R. D.: A year of resuscitation. Anaesthesia 21, 86 (1966).

NACHLAS, M. M. and P. SIEDBAND: Clinical experiences with the mechanized cardiac massage. Amer. J. Cardiol. 15, 310 (1965).

NEGOVSKI, V. A.: Zur Wiederbelebung des Organismus. Anaesthesist 12, 277 (1963).

OPITZ, E. u. M. SCHNEIDER: Ergebn. Physiol. 46, 127 (1950).

POULSEN, H., J. SKALL-JENSEN, J. STAFFELDT and M. LANGE: Pulmonary ventilation and respiratory gas-exchange during manuell respiration and expired air-resuscitation on apnoic normal adults. Acta anaesthes. scand. 3, 129 (1959).

SAFAR, P., L. ESCARRAGA, L. DRAWDY, M. MACMALAN, A. NORRIS u. J. REDDING: Methoden der Mund-zu-Mund-Beatmung. Anaesthesist 8, 231 (1959).

STEWART, J. S. S.: Management of cardiac arrest with special reference to metabolic azidosis. Brit. med. J. 1964/I, 476.

Symposium on Mouth-to-mouth-respiration. J. Amer. med. Ass. 167, 137 (1958).

THALER, M. M. and G. H. C. STOBIC: An improved technic of external cardiac compression in infants and young children. New Engl. J. Med. 269, 606 (1963).

ULMER, W. T., W. EY, D. HERBERG, G. REICHEL u. W. SCHWAB: Untersuchungen über die Wirksamkeit der Mund-zu-Mund-Beatmung. Dtsch. med. Wschr. 85, 63 (1960).

— — — — — Untersuchungen über die Wirksamkeit manueller Beatmungsmethoden. Dtsch. med. Wschr. 85, 58 (1960).

—, H. P. HARRFELDT u. G. REICHEL: Die Durchführung der verschiedenen Mund-zu-Mund-Beatmungsmethoden. Dtsch. med. Wschr. 85, 67 (1960).

WEINGARTEN, C. H. and L. J. TAUBENHAUS: Training of rescue personal in closed chest cardiac resuscitation. New Engl. J. Med. 270, 1369 (1964).

WIEMERS, K. u. E. KERN: Die Reanimation von Unfallverletzten. Dtsch. med. Wschr. 90, 1011 (1965).

WIGGERS, C. J.: The mechanism and nature of ventricular fibrillation. Amer. Heart J. 20, 399 (1940).

— The physiologic basis for cardiac resuscitation from ventricular fibrillation-method for serial defibrillation. Amer. Heart J. 20, 413 (1940).

YANOFF, M.: Incidence of bone-marrow embolism due to closed chest cardiac massage. New Engl. J. Med. **269**, 837 (1963).

ZOLL, P. M., A. J. LINENTHAL, W. GIBSON, M. H. PAUL and L. R. NORMAN: Treatment of unexpected cardiac arrest by external electric stimulation of the heart. New Engl. J. Med. **254**, 541 (1956).

— — — — — Termination of ventricular fibrillation by external applied countershock. New Engl. J. Med. **254**, 727 (1956).

13. Sachverzeichnis

Die halbfetten Ziffern beziehen sich auf die jeweiligen Abschnitte im Text

Acidose 4.1.1, 49; 10.5.4, 86
—, metabolische 5.4.4, 69
—, respiratorische 10.4.1, 84
Adrenalin 4.1.2, 50
Äther 10.1, 79
Amnesie, retrograde 1.9, 7
Anurie 10.7.5, 88
Aorta 3.5.2, 34
— abdominalis 3.5.2, 35
— thoracalis 4.7.1, 64
Apnoe siehe Atemstillstand
Arrhythmie 10.1.2, 79; 11.3, 93
—, absolute 4.2.2, 56
Arteria brachialis 2.1.2.3, 9
— carotis 2.1.2.1, 8
— cubitalis 2.1.2.4, 9
— femoralis 2.1.2.5, 9
— intercostalis 3.5.4, 35
— mammaria interna 3.5.1, 32
— radialis 2.1.2.2, 8
— subclavia sinistra 3.5.2, 34
— ulnaris 2.1.2.2, 9
Arterialisation des Blutes 3.7, 39; 4.0.2, 48
Arterien 2.1.2, 9
Aspiration von Mageninhalt 3.4.5, 27; 3.7.3, 41
Asystolie 1.3, 4
—, praktisches Vorgehen 4.3, 57
Atemspende 3.7.4, 42
—, Technik der 3.7.5, 42

Atemstillstand 2.3.2, 13
Atemweg, freier 3.7.2, 40
Atmung 5.4, 69; 11.2.8, 92
Atropin 10.2, 81; 11.2.2, 91
Auskultation des Herzens 2.2.1, 12

Barbiturate 10.1, 79; 11.2.3, 91
Bauchoperationen, Herzstillstand während 3.5.6, 36
Beatmung der Lungen 3.7, 39
— beim Kind 7.1, 71
— beim Neugeborenen 7.3, 72
—, Fehler bei der 3.7.6, 45
Beatmungswiderstand 10.9, 90
Bewußtlosigkeit 2.3.1, 13; 5.4.4, 69
Bewußtsein 5.3.1, 67
Bicarbonat 10.4.1, 84
Blutdruck, arterieller 3.4.3, 26; 3.5.1, 34; 5.3.1, 67
—, venöser 2.9, 16
Blutdruckkrisen 10.2.5, 82
Blutkonserven 3.5.2, 34; 10.5.2, 85
Blutvolumen 10.5., 85; 11.2.9, 92
Blutzirkulation 3.6, 37
—, periphere 6.3.2, 70
Bradykardie 10.2, 80; 11.3, 93
Bulbus oculi 2.3.4, 14

Calcium 3.5.2, 34; 4.1.5, 52
— -Chlorid 4.1.5, 52

Sachverzeichnis

Calcium-Gluconat 4.1.5, 52; 4.7.1, 64
Carotissinus, Druck auf den 10.2.2, 81
Catecholamine 5.3, 67; 10.6, 86
Chinidin, 4.1.7, 53
Chloräthyl 11.2.4, 92
Chloroform 10.1, 79; 11.2.4, 92
Conjunctiva 2.3.4, 14
Coronargefäße 4.0.2, 48; 4.8.1, 64; 10.5, 85
Curare 10.2, 80; 11.2.4, 92
Cyanose 10.9, 90
—, blasse 2.2.2, 12
—, des Herzmuskels 4.0.3, 48
Cyclopropan 10.1, 79

Darmparalyse 10.7.4, 88
Dauerschäden nach Kreislaufstillstand 5.5, 69
Defibrillation, elektrische 4.1.9, 53 f.
— — Praxis der ... bei offenem Thorax 4.4, 59 f.
— —, Serien- 4.4.6, 60
— pharmakologische 4.7, 64
Defibrillator, elektrischer, externer 3.5.0, 29
Dehydrierung 5.4.4, 69
Diagnose 2, 7 f.
Differentialdiagnose 2.8, 16
Digitalis 4.1.6, 52

Elektrencephalogramm 2.3.5, 14
Elektrokardiogramm 2.2.5, 12; 4.2.3, 56
Elektroden 4.4 f., 59 f.
— -Paste 4.4 f., 59 f.
Enzymhemmung 10.1.2, 79
Entkoppelung, elektromechanische 2.2.5, 13

Erblassen der Haut 2.2.2, 12
Excitationsstadium der Narkose 11.2.5, 92
Extrasystolen 4.1.2, 50

Fentanyl 10.1, 80
Fettembolie 3.4.5, 27
Fluothan 10.1, 79
Focus, ektopischer, siehe Reizbildungszentrum, irreguläres

Gehirn 1.2, 2; 5.4.4, 69
— des Neugeborenen 7.2, 72
Glaukom 2.3.4, 14
Glucose-Insulin-Infusion 10.7.8, 89
Glykolyse 4.1.1, 49

Hämatoperikard 3.5.0, 29
Hämatothorax 3.5.0, 29
Hämoglobin 4.1.1, 50
Hautfarbe beim Herzstillstand 2.2.2, 12
Hauttransplantation 10.7.5, 88
Herz 1.2, 2 f.; 5.4.1, 68
Herzaktion 3.6, 38
—, zu schwache 1.6, 6
Herzhemmung, reflektorische 10.2, 80
Herzkammer, linke 4.8.4, 66
—, rechte 4.8.1, 65
Herzkammerflimmern 1.4, 5; 2.5, 14; 3.5.0, 29; 4.0.1, 47 f.; 4.1.2, 50; 4.1.9, 54; 4.2.2, 56
Herzkammerflimmern, praktisches Vorgehen am geschlossenen Thorax 4.5, 61
—, praktisches Vorgehen am offenen Thorax 4.4, 59
—, verlängertes 6.2, 70
Herzkammerseptum 4.8.4, 66
Herzmassage, Allgemeines 3.3, 20

Herzmassage, äußere **3.4**, 22
—, äußere, beim Kind **3.4.2**, 25
—, äußere, beim Säugling **3.4.2**, 25
—, äußere, Komplikationen **3.4.5**, 27
—, Apparate zur äußeren **3.4.6**, 28
—, innere **3.5**, 29
—, innere, Indikationen **3.5.0**, 29
—, innere, Komplikationen **3.5.5**, 36
—, Wirksamkeit **3.6**, 37
Herzmuskulatur **1.2**, 4
—, Injektion in die **4.8.4**, 66
Herzstillstand, posthyperkapnischer **10.3.4**, 83
Herztöne, Aussetzen der **2.2.1**, 10
Herzvorhofflimmern **4.4.8**, 61
Herzwandperforation **3.5.5**, 36
Herzwiederbelebung, Abbruch des Versuches zur **6.3**, 70
—, beim Kind **7**, 71
—, durch Laien **9.5**, 75
Herzzeitvolumen **1.3** f., 4 f.
Hyperkaliämie **10.7.2**, 88
Hyperkapnie = Hypercarbie **10.4**, 84
Hypokaliämie **10.7.2**, 88
Hypothermie **10.5.3**, 86; **10.8**, 89
—, künstliche **5.4.4**, 69
Hypotonie **10.5.6**, 86
Hypovolämie **10.5**, 85
Hypoxie **10.3**, 82
—, akute **1.2**, 3
—, chronische **1.2**, 3

Infusionen, intravenöse **3.5.2**, 34
Inhalationsnarkotica **11.2.6**, 92

Injektion, intrakardiale **4.8**, 64
—, intravenöse **11.2.7**, 92
Insulin **10.7.6**, 88
Intensivpflegestation **5.3.5**, 68
Intubation, endotracheale **3.7.3**, 41
Isoproterenol **4.1.3**, 51

Kalium **3.5.2**, 34; **4.1.2**, 50; **4.1.8**, 53; **10.7**, 87
Kaliumchlorid **4.7.1**, 64
Kammerflimmern siehe Herzkammerflimmern
Kardioplegie **10.7.2**, 87
Kohlensäure **3.7.4**, 42
Komplikationen der äußeren Herzmassage **3.4.5**, 27
— der inneren Herzmassage **3.5.5**, 36
Krampfanfall, cerebraler **2.3.3**, 14
Kreislauf **5.4.2**, 68

Lagerung zur äußeren Herzmassage **3.4.1**, 22
Leber, Verletzungen bei der äußeren Herzmassage **3.4.5**, 27
Luftembolie, venöse **2.9**, 16
Luftwege, obere **3.2.3**, 19
—, untere **3.7.3**, 41
Lungenödem **5.1**, 67

Morgagni-Adams-Stokesscher Symptomenkomplex **1.9**, 7
Morphin **2.3.4**, 14
Mühlradgeräusch **2.9**, 16
Mundtubus **3.7.3**, 41
Mund-zu-Mund-Beatmung **3.7.5**, 42
Mund-zu-Nase-Beatmung **3.7.5**, 42

Sachverzeichnis

Mund-zu-Tubus-Beatmung 3.7.4, 42
Muskelrelaxantien 11.2.7, 92

Narkotica 10.1, 79
Nasentubus 3.7.3, 42
Natrium 10.7.3, 88
Natriumbicarbonat 4.1.1, 49
Nebennieren 10.5.1, 85
Nervus phrenicus 3.5.4, 35
Neugeborenes 7.2, 72
Neuroleptanalgesie 11.2.8, 92
Nieren 5.4.5, 69
Noradrenalin 4.1.4, 51

Papaverin 4.1.8, 53
P$_{CO_2}$ 4.1.1, 50
Perikard 3.5.1, 32
pH 4.1.1, 50
Phäochromocytom 10.2.5, 82
Planung der Erkennung und Behandlung von Herzstillständen 9, 74
Pneumothorax 3.5.0, 29
Prädisponierende Faktoren des Herzstillstandes 11.2.1, 91
Polyurie 10.7.5, 88
Procain 4.1.7, 52; 4.7.2, 64
Procainamid 4.1.7, 52; 4.7.2, 64
Prognose 8, 72
Prophylaxe 11, 90
Prostigmin 10,2, 80
Protokoll 5.3.4, 68
Pufferlösungen 4.1.1, 49
Puls 2.1, 8; 3.4.3, 26
Pulsanomalie 2.1.2.2, 8
Pulsdiagnostik 2.1, 8
Pulsmonitor 2.2.3, 12
Pupillen 2.3.4, 14; 5.3.1, 67

Refraktärphase der Herzmuskelfaser 4.0.1, 48; 4.1.9, 54
Regurgitation von Mageninhalt 3.7.3, 41
Reizbildungszentrum, irreguläres 1.4, 5
Reizleitungssystem 1.3, 4
Reklination des Kopfes 3.7.2, 40; 3.7.5, 42
Respirator 5.4.3, 69
Rezidiv des Herzstillstandes 5.1, 67
Rhythmusstörungen des Herzens 10.4.2, 84
Rippenfrakturen 3.4.5, 27

Sauerstoff 3.7.4, 42
Schnappatmung 2.3.2, 13
Schock 10.5, 85
Schrittmacher 4.0.1, 48
—, elektrischer 4.1.9, 54
Sofortbehandlung des Herzstillstandes 3, 17 f.
Spontanatmung 5.3.1, 67
Standard-Bicarbonat 4.1.1, 50
Stethoskop, Oesophagus- 2.2.1, 11
—, präcordiales 2.2.1, 10
Stoffwechsel 5.4.3, 69
Stromstoß, elektrischer 10.8, 89
Strophantin 4.3., 59
Succinylcholin 10.2, 81
Suprarenin (vergleiche auch Adrenalin!) 11.2.4, 92
Sympathicus, Nervus 10.2.5, 82

Tachykardie 11.3, 93
THAM 6.2, 70
Thorakotomie 3.5.1, 30

Thorax, Diagnose des Herzstillstandes am offenen **2.5,** 14
Thoraxverschluß **3.5.4,** 35
Trichloräthylen **10.1,** 79

Ursachen des Herzstillstandes **10,** 76

Vagolyticum **10.2.3,** 81
Vagomimeticum **10.2.3,** 81
Vagus, Nervus **10.2,** 80
Vasopressoren **4.1.1,** 49
Venen **2.1.2,** 9
Venöser Rückfluß zum Herzen **3.2.2,** 18; **3.6,** 38
Ventilation der Lungen **3.7.4,** 42
Verbrennung **10.7.5,** 88

„Vulnerable Phase" des Herzens **4.1.9,** 55

Warnzeichen des drohenden Herzstillstandes **11.3,** 92
Weiterbehandlung von Kranken mit wiederbelebten Herzen **5,** 66
Wiederbelebung des spontanen Herzschlages **4,** 47 f.
Wiederbelebungszeit **1.2,** 3

Zeitfaktor **8.1,** 73
Zeitpunkt des Herzstillstandes **2.7,** 15
Zusammenwirken bei äußerer Herzmassage und Beatmung **3.8,** 46

14.

Anhang

Kurzes Lehrprogramm über Begriff, Diagnose und Sofortbehandlung des „plötzlichen Herzstillstandes"

Dauer: 20 min

Vorbemerkung

Das Lehrprogramm soll die Einprägung des Stoffes erleichtern, den der Arzt bei der Beschäftigung mit dem Herzstillstand im Gedächtnis behalten sollte. Es soll im Anschluß an das Studium des vorliegenden Heftes durchgearbeitet werden.

In die Auslassungen .... des in der rechten Spalte stehenden Textes sind die passenden Begriffe einzusetzen. Die richtige Antwort findet man unter der rechts unten stehenden Ziffer jeweils in der linken Spalte der folgenden Seite. Der nächste zu bearbeitende Satz steht dann rechts neben dieser Antwort. Die Antworten auf die Auslassungen des letzten Blattes stehen auf der ersten Seite.

Die Ziffern vor den Abschnitten der rechten Spalte verweisen auf die entsprechenden Kapitel im Text des Heftes. Dort soll nachgelesen werden, wenn die Antwort falsch war.

	1.1. Beim „akuten Herz- und Kreislaufstillstand" wird die . . . . abrupt unterbrochen. (1)
(7) Arteria radialis	**2.1.2.2.** Hierbei ist der Puls nicht an typischer Stelle zu tasten, sondern auf der a) . . . . des Unterarmes auf dem distalen Ende des b) . . . . (8)
(14) a) Inspektion b) Palpation	**2.7.** Die Herzwiederbelebung rechnet mit festen Zeiten. 3—4 min Kreislaufunterbrechung bedeuten im allgemeinen irreparable Hirnschäden. Die Erholung ist um so verzögerter, je länger die Blutzirkulation sistierte. Besonders wichtig ist daher die genaue Feststellung des . . . . der Diagnose und des Behandlungsbeginnes. (15)
(21) Blutkreislauf	**3.1.** Die Sofortbehandlung beginnt mit einer kräftigen Erschütterung des Brustkorbes, um durch diesen Reiz den Herzschlag anzuregen. Sie besteht aus . . . . in die Herzgegend. (22)
(28) 60	**3.4.2.** Beim jungen Säugling wird die äußere Herzmassage wegen der großen und hochstehenden Leber auf das . . . . Drittel des Brustbeines gegeben. (29)
(35) a) Thorakotomie b) innere Herzmassage	**3.5.0.** Weitere Indikationen zur direkten Herzmassage sind pathologische Veränderungen im Thorax. Auch die Unmöglichkeit, die . . . . durch Maßnahmen am geschlossenen Thorax wieder herzustellen, ist Indikation zur Thorakotomie. (36)
(42) a) Aspiration b) Luftwege	**3.7.3.** Auch die eigentliche Beatmung ist beim intubierten Patienten sehr einfach. Jedes geeignete Beatmungsgerät kann an den Tubus angeschlossen werden. Notfalls bläst der Arzt seine . . . . in den Tubus. (43)

(1) Blutzirkulation	**1.2.** Die Peripherie erhält kein Blut mehr. Das Organ, das bei der Kreislaufunterbrechung am frühesten gefährdet ist, ist das ...., das bereits nach wenigen Sekunden Funktionsstörungen zeigt. (2)
(8) a) Daumenseite b) Radius	**2.1.2.** Meist ist der Puls dann an der anderen Arter. radialis normal. Ein Herzstillstand ist ausgeschlossen, wenn es aus eröffneten Gefäßen .... blutet. (9)
(15) Zeitpunkt	**3.** Die Behandlung des Herzstillstandes muß sofort einsetzen. Erstes Ziel ist die Wiederherstellung der .... (16)
(22) Drei kräftige Stöße	**3.2.** Für Herzmassage und Beatmung muß der Patient regelrecht gelagert werden Die Flachlagerung des Oberkörpers soll den Blutstrom zum .... erleichtern. (23)
(29) mittlere	**3.4.2.** Wegen der Elastizität des Säuglingsthorax genügt der Druck mit dem Daumen oder mit Zeige- und Mittelfingerkuppe. Die Frequenz liegt bei .... Mal/min. (30)
(36) Herzaktion	**3.5.1.** Die innere Herzmassage, deren Technik im Buch nachzulesen ist, wird wie die äußere Thoraxkompression durch laufende a) .... überprüft. Der arterielle Blutdruck soll b) .... mm Hg betragen. (37)
(43) Ausatemluft	**3.7.5.** Die Ausatemluft des Helfers wird auch bei den modernen Methoden zur Beatmung in der Ersten Hilfe verwendet, der „Atemspende", die in zwei Formen gegeben werden kann, a) .... und b) .... (44)

(2) Gehirn	**1.2.** Ist die Blutzirkulation länger als . . . . unterbrochen, so werden bereits irreparable Hirnschäden beobachtet. (3)
(9) arteriell	**2.2.** Aus den Venen kann es noch etwas bluten. Während beim Herzstillstand keine Herztöne mehr nachweisbar sind, kann selbst bei der Asystolie das . . . . unter Umständen noch für kurze Zeit registriert werden (10)
(16) Blutzirkulation	**3.3.** Das erreicht die . . . . (17)
(23) Gehirn	**3.2.2.** Allein durch die Lagerung wird eine Verbesserung des venösen Rückflusses zum Herzen erreicht, wenn die . . . . werden. (24)
(30) 80—100	**3.4.3.** Jede Thoraxkompression zur Herzmassage muß einen tastbaren . . . . hervorbringen. (31)
(37) a) Pulskontrolle b) 80—100	**3.7.** Das Blut, das durch die Herzmassage in die Peripherie gepumpt wird, muß arterialisiert sein. Gleichzeitig mit der Herzmassage muß daher . . . . vorgenommen werden. (38)
(44) a) in der Mund-zu-Mund-Beatmung b) in der Mund-zu-Nase-Beatmung	**3.7.5.** Bei der Mund-zu-Nase-Beatmung bläst der Helfer seine Ausatemluft in die Nase des Kranken, wobei dessen . . . . verschlossen sein muß. Der Kopf des Patienten muß dabei maximal rekliniert werden. (45)

Anhang

1.2. So rasch wie möglich muß daher wieder arterialisiertes Blut in die Hirngefäße gebracht werden. Das erreicht die a) .... zusammen mit der b) .... (4)

2.2.5. Beim Kammerflimmern sieht man im EKG unregelmäßige, ungeordnete Aktionen. Aber auch bei der Asystolie geht das EKG evtl. noch weiter, wenn auch die mechanische Funktion des Herzens ganz aufgehört hat. Man nennt dieses Phänomen der Trennung von elektrischen Erscheinungen am Herzen und von mechanischer Funktion ......
.... (11)

3.3.6. Das zirkulierende Blut muß .... werden. (18)

3.2.3. Die Reklination des Kopfes durch ein a) .... unter den Schultern erleichtert die Durchgängigkeit der oberen Luftwege im b) .... und damit die Beatmung. (25)

3.4.3. Die laufende Pulskontrolle ist für die Beurteilung der Wirksamkeit einer Herzmassage am wichtigsten. Der Blutdruck ist wegen der Erschütterung des Thorax oft nicht sicher zu beurteilen. Weitere Kriterien für eine ausreichende Blutzirkulation sind Besserung der blaßgrauen Hautfarbe, Wiedereinsetzen der Spontanatmung und Verengerung der .... (32)

3.7. Voraussetzung für die Beatmung ist die freie .... (39)

3.7.5. Auch bei der Mund-zu-Mund-Beatmung muß der Kopf maximal rekliniert werden. Der Arzt verschließt die Nase des Patienten und bläst seine Ausatemluft dem Patienten in den Mund, der dazu .... werden muß. (46)

(4) a) Herzmassage b) künstliche Beatmung der Lungen	**1.5.** Die beiden wichtigsten Formen des „plötzlichen" Herzstillstandes sind die a) .... und das b) .... (5)
(11) elektro-mechanische Entkoppelung	**2.3.** Folgeerscheinungen der Kreislaufunterbrechung werden zuerst bei cerebralen Funktionen gesehen. Während die Symptome Bewußtlosigkeit, Atemstillstand und Krämpfe in der modernen Narkose mit Muskelrelaxantien nicht beurteilt werden können, spielen die .... für die praktische Diagnostik eine große Rolle. (12)
(18) arterialisiert	**3.6.** Das geschieht durch die .... die daher immer gleichzeitig mit der Herzmassage vorgenommen wird. (19)
(25) a) festes Polster b) Mundrachen	**3.2.4.** Unbedingte Voraussetzung für eine wirksame äußere Herzmassage beim Erwachsenen ist die .... unter dem Rücken im Bereich der Brustwirbelsäule. (26)
(32) Pupillen	**3.4.5.** Durch die äußere Herzmassage werden nicht selten Nebenverletzungen verursacht. Verhältnismäßig harmlos im Hinblick auf die schlechte Prognose des Herzstillstandes sind meist die relativ häufigen .... (33)
(39) Durchgängigkeit der Atemwege	**3.7.2.** Sie muß während der ganzen Beatmung gesichert sein. Die einfachste Maßnahme ist a) .... des Kopfes durch ein festes Polster unter den Schultern und durch Anheben der b) .... (40)
(46) geöffnet	**3.7.5.** Als Zeichen der Wirksamkeit der Beatmung muß sich dabei der .... des Patienten heben. (47)

(5) a) Asystolie
    b) Kammer-
       flimmern

2.1. Bei diesen beiden Formen des Herzstillstandes ist der Kreislauf unterbrochen, das Herz-Zeit-Volumen ist praktisch Null, und es ist daher kein .... mehr nachweisbar. (6)

(12) Pupillenreaktionen

2.3.4. Die Pupillen werden weit und reaktionslos, die Bindehäute trocken und die Bulbi weich. Zur Diagnose des Herzstillstandes sollen die Pupillen immer zusammen mit dem .... beurteilt werden. (13)

(19) künstliche
     Beatmung

4. Das eigentliche Ziel der Behandlung ist jedoch die Wiederherstellung der .... (20)

(26) unnachgiebige
     Unterlage

3.4. Die äußere Herzmassage wird beim Erwachsenen auf das a) .... Drittel des b) .... gegeben. (27)

(33) Rippenfrakturen

3.4.5. Ernst zu beurteilen sind Verletzungen im Thoraxinnern und im Abdomen, wo besonders leicht Risse der .... vorkommen, nicht selten auch beim Säugling. (34)

(40) a) Reklination
     b) Kinnspitze

3.7.3. Die sicherste Technik zur Freihaltung der Luftwege ist die .... der Trachea. (41)

(47) Brustkorb

3.7.6. Ist die Beatmung unwirksam, so wird zunächst überprüft, ob die .... des Kopfes maximal ist. (48)

(6) peripherer Puls	**2.1.2.** Für die Pulsdiagnostik sind die beiden wichtigsten Arterien die A. carotis und die A. radialis. Weil der Puls an einer einzelnen Stelle wegen starker Weichteilbedeckung oder atypischem Verlauf nicht immer tastbar ist, soll man regelmäßig beide Arterien, und zwar auf beiden Seiten prüfen. Häufig ist eine Pulsanomalie an der Arter..... (7)
(13) Puls	**2.5.** Zur Diagnose des Herzstillstandes am offenen Thorax wird man das Herz selbst durch a)..... ..... und b) .... überprüfen. (14)
(20) spontane, geordnete Herzaktion	**4.0.1.** Bei wirksamer Herzmassage und Beatmung ist die Wiederbelebung des spontanen Herzschlages nicht ganz so dringend. Ein ausreichender...... .... ist daher das Ziel der Sofortbehandlung des Herzstillstandes. (21)
(27) a) untere b) Sternum	**3.4.2.** Durch die Ballen der gekreuzten Hände wird das Sternum kräftig in den Thorax hineingedrückt und dann sofort wieder losgelassen, beim Erwachsenen .... mal/min. (28)
(34) Leber	**3.4.4.** Bleibt die äußere Herzmassage erfolglos, d. h. wird kein Puls tastbar, so wird ohne Zögern die a) .... zur b) .... Herzmassage ausgeführt. (35)
(41) Intubation	**3.7.3.** Die endotracheale Intubation und Abdichtung des Tubus gegen die Luftröhre verhindert eine häufige Komplikation der Wiederbelebung, die Regurgitation von Magensaft mit a) .... in die unteren b) .... (42)
(48) Reklination	**3.7.6.** Meist wird die Beatmung möglich, wenn der Kopf möglichst weit nach hinten überstreckt wird.

Mit der Einleitung einer ausreichenden Herzmassage und einer wirksamen Beatmung ist das Ziel der dringlichen Sofortbehandlung, möglichst rasch das Gehirn mit arterialisiertem Blut zu versorgen, erreicht. Es folgt so schnell wie möglich die Wiederbelebung des Herzschlages als weitere Aufgabe der Behandlung.

15. Zusammenfassung für den Notfall

Zur kurzen Orientierung beim Notfall zunächst das Umrandete lesen!

Plötzlicher Herzstillstand

15.1. Dringliche Phase

1. *Diagnose*

> Kein Puls in A. carotis und A. radialis: *Herzstillstand*

Bei *Zweifel* Kontrolle des Pulses der anderen Seite und der A. cubitalis und A. femoralis.
Weitere Zeichen: Blässe der Haut, fehlende arterielle Blutung im Operationsgebiet, Atemstillstand, Weitwerden der Pupillen.

2. *Therapie*

ohne jegliche Verzögerung

> Kopf und Oberkörper flach lagern, Beine senkrecht hoch, drei kräftige Stöße mit der Faust in die Herzgegend.

Zeigt die Pulskontrolle jetzt keinen Herzschlag, nunmehr sofort

> Gleichzeitig mit äußerer *Herzmassage* und *Beatmung* beginnen.

Äußere Herzmassage:
Patienten auf harte Unterlage bringen. Auf das untere Drittel des Brustbeines wird mit den Ballen der gekreuzten Hände ein kurzer kräftiger Druck ausgeübt, der das Brustbein 4—5 cm tief in den Thorax hineindrückt. Anschließend wird sofort losgelassen und das Manöver beim Erwachsenen 60mal in der Minute wiederholt.
Die äußere Herzmassage ist nur wirksam, wenn dabei ein tastbarer Puls erzielt wird.

Beatmung:

Die *Luftwege* sind freizumachen und freizuhalten, und es ist eine Ventilation der Lungen zu erzielen.
Der *Rachen* wird inspiziert und eventuell freigemacht.
Der *Kopf* wird maximal nach hinten überstreckt und der Patient 16mal in der Minute beatmet.
Bei *Mund-zu-Mund-Beatmung* drückt der Helfer nach einem tiefen Atemzug seine Ausatemluft in den geöffneten Mund des Kranken. Dabei muß dessen Nase verschlossen werden.
Bei erfolgreicher Beatmung hebt sich der Brustkorb des Kranken.

3. *Kontrolle*

    Der Kranke wird ununterbrochen überwacht.

Die äußere Herzmassage ist nicht ausreichend, wenn der Puls nicht tastbar wird. Sofort Thorakotomie zur inneren Herzmassage.

Innere oder transthorakale Herzmassage:

Der Brustkorb wird durch einen großen Querschnitt in der Herzgegend eröffnet, die Rippen werden kräftig auseinandergezogen und das median freiliegende Herz durch das Perikard hindurch massiert. Dabei wird es von hinten her gegen das Brustbein ausgedrückt, 60mal in der Minute. Ist die Massage nicht wirksam (Puls, Blutdruck), so wird das Perikard durch einen ausgedehnten Längsschnitt eröffnet und das Herz dann direkt massiert.

4. *Kontrolle*

    Puls und Blutdruck müssen meßbar werden. Die Pupillen sollen eng werden und die Hautfarbe soll sich bessern.

Ist das nicht der Fall, so müssen Herzmassage und Beatmung sofort überprüft werden.

15.2. Ist die Zirkulation ausreichend, so ist als nächstes sofort die *Wiederherstellung des spontanen Herzschlages*

zu versuchen. Bei ausreichender Zirkulation kann diese Phase in Ruhe durchgeführt werden.

Die wichtigsten Punkte:
1. Durch Herzmassage und Beatmung wird dem Myokard *sauerstoffhaltiges Blut* zugeführt.
2. Gegen die rasch zunehmende *metabolische Acidose* werden 60 mval Natriumbicarbonat gegeben (60 ml einer 8,4%igen Lösung).
   Wiederholung: alle fünf Minuten 20 mval.
3. Bei *Asystolie* versucht man nun elektrische Schrittmacherimpulse oder *Calcium gluconicum* 10%ig 3—5 ml intrakardial oder 10 ml i.v.
   oder
   Suprarenin 1 : 10 000   1—2 ml intrakardial
   oder
   Alupent   1 : 20 000   1—2 ml intrakardial
4. Liegt *Kammerflimmern* vor (bei geschlossenem Thorax durch EKG zu erkennen), wird die elektrische Defibrillation versucht.

15.3. Entscheidend für die endgültige Erholung des Patienten kann es sein, daß er nach der Herzwiederbelebung genügend lange im Operationssaal beobachtet wird. Der Thorax soll erst verschlossen werden und der Patient soll erst auf die Station gebracht werden, wenn sich der Kreislauf erholt hat und der Patient Zeichen cerebraler Erholung (Spontanatmung) zeigt.

Herstellung: Konrad Triltsch, Graphischer Betrieb, Würzburg

MIX
Papier aus verantwortungsvollen Quellen
Paper from responsible sources
FSC® C105338

If you have any concerns about our products,
you can contact us on
ProductSafety@springernature.com

In case Publisher is established outside the EU,
the EU authorized representative is:
**Springer Nature Customer Service Center GmbH
Europaplatz 3, 69115 Heidelberg, Germany**

Printed by Libri Plureos GmbH
in Hamburg, Germany